Filip Graho
Fitnessratgeber

Filip Graho

Fitnessratgeber

Rediroma-Verlag

Bibliografische Information der Deutschen Nationalbibliothek:
Die Deutsche Nationalbibliothek verzeichnet diese Publikation in der Deutschen Nationalbibliografie; detaillierte bibliografische Daten sind im Internet über http://portal.dnb.de abrufbar.

ISBN 978-3-98527-740-7

Filip Grahos Facebookgruppe: Fitnessratgeber_fg

www.rediroma-verlag.de
14,95 Euro (D)

Inhalt

Vorwort

Du siehst ständig, wie gut manche Menschen aussehen und wie erfolgreich sie sind. Sie wurden aber nicht mit viel Geld, gutem Aussehen und Erfolg geboren. Sie haben hart dafür gearbeitet und alles getan, um ihre Träume zu verwirklichen.

Was unterscheidet solche Menschen von anderen?

Diese Menschen wollten sich schon, seitdem sie klein waren, von anderen Menschen unterscheiden, anders sein. Sie haben immer an ihre Träume geglaubt und jeden Tag hart dafür gearbeitet. Mit den anderen haben sie sich nie verglichen und sie ließen sich nie von anderen Menschen einreden, dass sie etwas nicht können. Egal, wie oft sie scheiterten oder dass sie fünfmal dasselbe machen mussten, sie gaben sie nicht auf. Noch heutzutage läuft ihr Leben nicht glatt und sie haben auch viele Probleme, sogar mehr, als wir denken. Sie stehen aber jeden Tag auf, machen weiter und versuchen, das Problem zu lösen. Und genau das ist das Geheimnis des Erfolgs, nie aufgeben.

Worum geht es in diesem Programm und wie ist es aufgebaut?

In diesem Programm geht es um Fitness, erfolgreiches Abnehmen und was du bei einer Diät beachten solltest. Am Anfang des Buchs findest du eine Geschichte, in der es um einen Jungen geht. Er hat sich in seinem Leben für Sport entschieden und dadurch hat er sein Leben verändert. Danach wird die Diät kurz erklärt und du kannst mit deinem Training starten. Das ist ein Programm, das wirklich funktioniert. Und das weiß ich, weil so viele Menschen mit dem Programm glücklich und zufrieden leben, abgenommen haben, ohne auf irgendetwas zu verzichten, und ihre Ziele erreicht haben.

Warum wird dieses Programm dein Leben verändern?

Du holst aus dir das Beste raus. Du wirst endlich zufrieden mit dir selbst sein. Du wirst auch selbstbewusster, denn unsere Ängste, Selbstzweifel und Unzufriedenheit sind das, was uns zurückhält. Die drei Dinge bestehen einfach nur aus NICHTS. Sie sind in unseren Köpfen und durch dieses Programm wirst du lernen, anders mit deinen Ängsten, Selbstzweifeln und deiner Unzufriedenheit umzugehen, denn in jedem von uns steckt ein großartiger und erfolgreicher Mensch.

Fitnessratgeber

Kurzer Einblick und Erklärung

Der Fitnessratgeber ist ein Programm, in dem es nicht nur um Fitness geht. In diesem Programm geht es um Motivation, Zusammenhalt und ein anderes Mindset.

Motivation

Um mit Sport überhaupt anfangen zu können braucht man Motivation. Diese kommt nicht von alleine, sondern mit deinen ersten Fortschritten und guten Freunden. Am Anfang brauchst du Geduld, bis du deine ersten Fortschritte machst. Wenn du dann deine ersten Fortschritte machst oder bemerkst, bist du motivierter und hast einen Grund bzw. eine Motivation, um weiter durchzuziehen.

Zusammenhalt

Ihr könnt natürlich dieses Programm weiterempfehlen und mit Freunden zusammen trainieren gehen. Dadurch wächst unser Team und wir ziehen alle gemeinsam durch und motivieren uns gegenseitig. Das macht dann mehr Spaß und man ist viel motivierter.

Mindset

Auch wenn viele denken, dass es beim Sport nur um guten Körper geht, ist es nicht richtig. Klar, man macht Sport, um einen schöneren Körper zu bekommen, doch es gibt noch eine viel wichtigere Sache als ein schöner Körper, und zwar das richtige Mindset. Übersetzt heißt es Denkweise und durch den Sport lernst du einfach, anders zu denken. Zum Beispiel, du investierst nicht in teure Schuhe und Klamotten, um jemand anders zu beeindrucken, sondern in dich selber, z. B. neue Hanteln oder Lebensmittel für gesunde Ernährung. Und dieses Mindset ist wichtiger als alles andere, denn davon hängt es ab, wie dein weiteres Leben verläuft.

Ziel dieses Programmes

Ziel dieses Programmes ist, es grundsätzlich Fett abzubauen und dabei leicht Muskeln aufzubauen. Jeder Körper ist anders gebaut und es ist unmöglich, durch den Kraftsport abzunehmen und dabei keine Muskeln aufzubauen. Durch dieses Programm solltest du deine Topform erreichen und selbstbewusster werden.

In vier Wochen abnehmen – Tims Herausforderung

Michael (Tag 1)

Es war an einem Freitag, als Tim nach Hause kam, ein weißes Blatt Papier nahm und darauf schrieb: »Ich schaffe das.«

Tim war ein 15 – jähriger Schüler mit kurzen schwarzen Haaren und etwa dicker gebaut. Seit der vierten Klasse wurde er wegen seines Gewichts gemobbt und ausgelacht. So beschloss er eines Tages, manche Dinge in seinem Leben zu verändern, abzunehmen und Sport zu treiben. Er holte sich Rat von seiner Mutter.

»Mama, ich will eine Diät machen. Ich kann nicht mehr, alle lachen mich aus. In der Pause nannten sie mich Vielfraß und beim Sport wurde ich wieder als Letzter in die Gruppe gewählt. Kannst du mir helfen?«

Sie sagte sofort ihre Unterstützung zu.

Tim bedankte sich und ging in sein Zimmer, das nicht so groß war. Es hatte ein Bett, einen Kleiderschrank und einen Tisch. Er legte sich auf sein Bett und dachte über all die Dinge nach, die ihm heute in der Schule passiert waren. Er nahm sein IPad und begann zu recherchieren. Fast auf jeder Seite las er: „Du darfst nicht so viel essen oder du musst das Abendessen ausfallen lassen.“

Plötzlich klopfte es an der Tür. Es war sein Vater. Sein Vater war 1,80 groß und etwa breiter gebaut, weil er früher geboxt hatte. »Ich habe gehört, du willst abnehmen, indem du eine Diät machst.«

Tim stimmte zu und zeigte seinem Vater die Vorschläge, die er im Internet gefunden hatte und die ihm zu schwierig schienen, um sie durchzuhalten.

»Mein Sohn, da steht ziemlich viel Blödsinn. Es stimmt nicht, dass du nichts essen darfst, du musst nur das Richtige essen. Komm, ich zeige dir etwas!«

Sie gingen die Treppe hinunter, verabschiedeten sich von Tims Mutter, die zu diesem Zeitpunkt schon ein Abendessen in der Küche gekocht hat, und setzten sich ins Auto. Tim war sehr gespannt, wohin die Fahrt ging, aber sein Vater verriet nichts.

Nach 15 Minuten hielten sie vor einem Fitnessstudio.

»Ein Fitnessstudio! Wieso sind wir zu einem Fitnessstudio gefahren. Ich wollte doch einfach nur abnehmen.«

»Das wirst du gleich sehen«, meinte sein Vater.

Schon beim Betreten der Halle sah Tim viele gut aussehende Menschen. Sie waren muskulös und schauten durchtrainiert aus. Plötzlich kam ein alter Mann auf sie zu und sagte: »Du bist also Tim. Dein Vater hat mir schon viel von dir erzählt. Nett, dich kennenzulernen. Ich heiße Michael.«

Michael war ein 70 – jähriger Mann, 1,80 m groß mit weißen kurzen Haaren, dem das Fitnessstudio gehörte, und gleichzeitig der ehemalige Trainer seines Vaters.

»Hallo, es freut mich auch, Sie zu treffen, aber was machen Sie hier?«

Tims Vater erklärte: »Das war einmal mein persönlicher Trainer.«

Tim war ziemlich verwirrt. Er wusste zwar, dass sein Vater früher geboxt hatte, aber von einem persönlichen Trainer hatte er noch nie gehört. Sie tauschten Nummern aus und Michael erklärte ihm, was ihn alles in einer Diät erwarten würde. Nach dem Gespräch mit Michael fuhren sie wieder nach Hause, wo schon ein leckeres Abendessen auf sie wartete. Während sie aßen, fragte seine Mutter, wo sie gewesen seien. Tim erzählte, dass sie im alten Fitnessstudio seines Vaters gewesen wären und er den früheren Trainer seines Vaters kennengelernt hätte. »Stell dir vor, er hat mir seine Nummer gegeben und ist ab jetzt mein persönlicher Trainer. Er heißt übrigens Michael.«

Tims Mutter freute sich für ihren Sohn. Nach dem Abendessen begab sich Tim auf sein Zimmer, das sich im zweiten Stockwerk befand. Er putzte sich die Zähne und stellte den Wecker. Noch lange Zeit lag er wach in seinem Bett und dachte über den ereignisreichen Tag nach.

Um 8:00 Uhr klingelte der Wecker. Es war Samstag. Eine neue WhatsApp-Nachricht war auf dem Handy. Sie war von Michael, seinem neuen Trainer.

Hallo Tim,
wir treffen uns heute um 15:00 Uhr im Fitnessstudio. Komm mit dem Fahrrad. Bis dann!

Voller Spannung sah Tim seinem ersten Training entgegen. Gut gelaunt ging er zum Frühstückstisch.

»Guten Morgen, mein Schatz. Du bist heute so gut gelaunt. Was gibt es denn?«, fragte ihn seine Mutter.

»Michael hat mir geschrieben. Wir treffen uns heute um 15:00 Uhr.«

»Schade, dass ich nicht mitkann«, meinte sein Vater. »Aber leider wartet die Arbeit auf mich. Ich bin für vier Tage weg.«

Tims Vater arbeitete als Architekt für eine Firma. Diese machte einen Ausflug nach Italien und Tims Vater wollte die Chance mitzufahren nicht verpassen. »Pass auf deine Mutter auf! Jetzt bist du der Mann im Haus!«, meinte er lächelnd. Dann gab er seinem Sohn einen Kuss auf die Stirn und verließ das Haus.

Nach dem Frühstück ging Tim in sein Zimmer, erledigte seine Hausaufgaben und lernte Geschichte. Eigentlich war Tim ein guter Schüler, aber Geschichte war seine Schwäche. Dieses Fach interessierte ihn nicht wirklich, während er in Mathematik der Beste in seiner Klasse war. Leider klappte es heute nicht besonders mit der Konzentration, denn er musste ständig an das bevorstehende erste Training denken. Endlich war es Zeit zum Aufbruch. Es war 14:40 Uhr und das Studio war ungefähr 5 Kilometer vom Haus entfernt. Er holte sein Fahrrad und radelte los.

Punkt 15:00 Uhr war er vor Ort. Michael erwartete ihn schon. »Schön, dass du da bist, Kleiner. Du bist auch pünktlich. Das zeigt, dass du die Zeit der anderen schätzt.«

Artig bedankte sich Tim. Noch war er ein bisschen schüchtern und zudem mega aufgeregt. Als Erstes gab ihm Michael einen Trainingsplan, dann fragte er ihn, ob er bereit sei.

»Klar!«, meinte Tim.

Michael stellte Tim vor einen Spiegel und fragte: »Wen siehst du hier?«

Tim war unklar, was Michael von ihm wollte. Er dachte, sie würden jetzt gemeinsam trainieren. Was sollte also der Spiegel? Michael wiederholte seine Frage.

»Mich wahrscheinlich«, antwortete Tim verwirrt.

»Okay, wenn du meinst.«

Dann begann das Training. In dem Fitnessstudio gab es über fünfzig verschiedene Geräte und Maschinen. Auch wenn der Junge nicht so sportlich aussah, kannte er schon einige Übungen, die auf dem Trainingsplan standen.

Nichtsdestotrotz erklärte ihm Michael alle Ausführungen, um die Verletzungsgefahr zu senken. Das Training dauerte eine Stunde. Am Ende stellte Michael fest: »Sehr schön, deinen ersten Trainingstag hast du geschafft. Du hast dich angestrengt und gut mitgemacht. Wir sehen uns am Mittwoch wieder.«

Tim setzte sich auf sein Rad und fuhr nach Hause.

Dort fragte ihn seine Mutter: »Und, wie war es? Bist du zufrieden? Bist du jetzt hungrig und möchtest etwas zu essen?«

»Ich fand es prima. Es hat Spaß gemacht, auch wenn es manchmal anstrengend war. Und nein, ich habe keinen Hunger.«

Den ganzen Abend dachte Tim über Michaels Frage nach. »Wen siehst du hier?« Was hatte Michael damit nur gemeint. Schließlich wurde er vom vielen Grübeln müde. Er schaltete das Licht aus und den Wecker an und schlief ein.

An diesem Tag stand Tim um 9:00 Uhr auf. Heute war ein schöner, sonniger Tag. Er ging die Treppe hinunter und bereitet sich sein Frühstück zu. »Du, Tim, ich treffe mich heute mit einer Freundin. Kann ich dich alleine lassen?«, erkundigte sich seine Mutter.

Tim meinte, dass dies kein Problem sei. Er war gerne alleine zu Hause. Sobald seine Mutter das Haus verlassen hatte, ging er in sein Zimmer und erledigte den Rest seiner Hausaufgaben, die er gestern wegen des Trainings nicht geschafft hatte. Kaum war er fertig, als eine Nachricht von Michael kam:

Das Wetter ist perfekt. Lust auf eine Runde Joggen? Wir treffen uns um 17:00 Uhr bei dir zu Hause, so hast du noch genügend Zeit zum Lernen. Bis später!

»Nein, bitte nicht! Ich hasse Joggen«, schimpfte Tim vor sich hin. Schon als Grundschulkind hatte er Joggen gehasst. Es gab keine schlimmere sportliche Betätigung für ihn. Aber er hatte sein Ziel abzunehmen vor Augen und wenn sein Trainer Joggen für sinnvoll hielt, musste er eben in den sauren Apfel beißen.

Er aß um 12:00 Uhr zu Mittag, sodass er um 17:00 Uhr beruhigt joggen gehen konnte. Pünktlich stand Tim vor der Haustüre und wartete auf Michael. Tim war bereit. Als Michael eintraf, trug er Jeans und ein Hemd. Erstaunt fragte Tim: »Laufen Sie nicht mit?«

»Wer? Ich? Nein, Kleiner, dafür bin ich zu alt. Du joggst alleine. Fünf Runden ums Haus und ich stoppe die Zeit. Fang an, wenn du bereit bist!«

Tim fing an zu laufen. Am liebsten hätte er nach drei Runden aufgehört, aber er biss die Zähne zusammen und schaffte so auch die fünf Runden. Jetzt war er ziemlich erschöpft und sein Trainer riet ihm, tief ein- und auszuatmen. Höflich fragte er Michael noch, ob er ihn zu einem Kaffee oder Tee einladen könne, aber dieser lehnte ab. »Nach deinem Vater habe ich noch keinen anderen Jungen wie dich getroffen«, meinte Michael. Mit diesen Worten verabschiedete er sich und ging.

Erschöpft und müde betrat Tim das Haus. Er holte sich eine Kleinigkeit zu essen, denn schließlich wollte er ja Diät halten. Er vergaß auch nicht, Wasser zu trinken, denn sein Trainer hatte ihn darauf hingewiesen, dass Wasser trinken bei einer Diät sehr wichtig war.

Nach einiger Zeit kam seine Mutter zurück und erkundigte sich, wie der Tag ihres Sohnes verlaufen war.

»Ich habe für die Schule gelernt und am späten Nachmittag war ich joggen. Michael hat mich dazu aufgefordert. Jetzt bin ich ziemlich erledigt. Ich werde nur noch duschen und dann ins Bett gehen.«

Das konnte seine Mutter verstehen. Tim stellte noch seinen Wecker, denn morgen musste er wieder zur Schule gehen, und schlief ein.

Heute wachte Tim schon auf, bevor der Wecker klingelte. Er trank eine Tasse Milch, putzte sich seine Zähne und machte sich auf den Weg zur Schule. Da die Schule nicht so weit entfernt war, ging er zu Fuß. Auf dem Weg traf er seinen besten Freund Marc. Tim erzählte ihm, was er am Wochenende erlebt hatte. Marc staunte nur und wünschte Tim viel Erfolg bei seinem Plan abzunehmen. Sein Freund war eher ein sportlicher Typ, sah relativ schlank, aber muskulös aus und spielte Fußball. Außerdem hatte er kurze blonde Haare und war kleiner als Tim. Er hatte Tim aber nie wegen seines Gewichts ausgelacht.

Heute hatte Tim Mühe, dem Unterricht zu folgen, denn seine Gedanken waren bei dem bevorstehenden Training. Endlich war die Schule aus. Tim war der erste, der das Klassenzimmer verließ und nach Hause ging. Dort angekommen fand er an der Haustüre ein Blatt Papier, auf dem stand:

Hier ist deine Einkaufsliste. Bitte alleine einkaufen gehen!

Obst:

- Bananen
- Äpfel
- Zitronen
- Beeren

Gemüse:

- Zwiebel
- Paprika
- Knoblauch
- Spinat
- Tomaten
- Salatgurke

Gesunde Fette:

- Ungesalzene Nüsse
- Olivenöl
- Erdnussbutter

Protein:

- Eier
- Hühnerbrust
- Lachs
- Hackfleisch

Milchprodukte:

- Mandelmilch
- Quark
- Naturjoghurt
- Magerquark

Kräuter und Gewürze:

- Pfeffer
- Zimt
- Oregano
- Salz

Für die Vorratskammer:

- Dunkle Schokolade
- Balsamico – Essig
- Honig

Kohlenhydrate:

- Reis
- Vollkornnudeln
- Vollkornmehl
- Vollkornbrot
- Haferflocken

Tim befolgte Michaels Anweisungen und ging am nächsten Tag gleich nach der Schule zum Einkaufen. Er nahm die Einkaufsliste und 30 Euro mit. Da er nicht so oft in Lebensmittelläden einkaufte, kannte er sich auch nicht so gut aus. Entschlossen betrat er den Markt und suchte nach den Lebensmitteln, die auf seiner Liste standen. Der Markt war relativ groß und erhielt alle Lebensmittel, die es gab. Nach zehn Minuten hatte er alles, was er brauchte, gefunden und ging zur Kasse.

26 Euro für all das, Wahnsinn,! dachte er.

Zu Hause stellte er einige der Lebensmittel in den Kühlschrank, die anderen brachte er in den Keller. Danach machte er sich auf den Weg zum Sport.

»Wo gehst du hin? Willst du nichts für die Schule machen?«, fragte seine Mutter.

»Ich gehe trainieren, Mama. Alles andere mache ich danach«, meinte Tim.

Er schwang sich auf sein Fahrrad und radelte los. Sobald er angekommen war, fing er mit dem Training an. Als ihn sein Trainer sah, war er sehr überrascht, denn eigentlich sollte heute gar kein Training sein. »Hallo, Tim, was machst du denn hier? Heute ist doch gar kein Training?«

»Weiß ich, aber ich will so schnell wie möglich abnehmen«, erklärte Tim. »Außerdem habe ich nichts Besseres vor.«

Michael holte sich einen Kaffee und setzte sich hin. Nach dem Training wollte er noch etwas mit Tim besprechen. Sie verließen das Fitnessstudio und Michael erklärte ihm: »So, mein Kleiner, wir machen jetzt Folgendes. Du trainierst drei Mal pro Woche, und zwar mittwochs, freitags und samstags. Zusätzlich gehst du noch einmal in der Woche zum Joggen, okay? Abnehmen geht nicht so schnell. Eine Diät ist ein

Prozess, der seine Zeit braucht. Du hast gut angefangen. Mach weiter so und bleib dran. Ich habe auch gehört, dass du einkaufen warst. Sehr gut! Denke daran, dir deine Mahlzeiten selbst zuzubereiten!«

Zu Hause befolgte er Michaels Ratschläge. Er holte Lebensmittel aus dem Kühlschrank und bereitete für seine Mutter und sich das Abendessen zu. Als das Essen fertig war, setzten sie sich an dem Tisch und aßen.

»Danke, mein Schatz! Das Essen ist sehr lecker. Woher hast du das Rezept?«, lobte ihn seine Mutter.

»Aus dem Internet«, antwortete er.

»Bravo, sehr lecker! Du, morgen kommt dein Papa zurück. Wir wollen in ein Restaurant essen gehen. Willst du mitkommen?«

»Nein, ich bleibe lieber zu Hause und koche mir selbst etwas, aber danke für die Einladung«, entgegnete Tim.

Nach dem Abendessen stellte er das benutzte Geschirr in die Spülmaschine und ging auf sein Zimmer. Er wünschte seiner Mutter eine gute Nacht.

»Dir auch, mein Schatz!«, rief ihm seine Mutter zu. Schnell putzt er seine Zähne und legte sich ins Bett. Da ploppte plötzlich auf seinem Handy eine Nachricht von seinem besten Freund auf:

Was geht? Meine Eltern sind morgen nicht zu Hause und ich schmeiße eine Party. Kommst du vorbei?

Tim konnte sich nicht entscheiden, was er antworten sollte. Darum schaltete er sein Handy aus und ging schlafen.

Sein Vater war schon um 5:30 Uhr zu Hause. Tim stand früher auf und erzählte seinem Vater alles, was in den letzten Tagen passiert war: von seiner Einkaufsliste, seinem ersten selbst gekochten Abendessen und der Einladung zur Party bei Marc. Sein Vater gab ihm einen Tipp, den er sein ganzes Leben beherzigen konnte. »Höre mir genau zu, mein Sohn. Ich befand mich in meiner Jugend in der gleichen Situation wie du und ich habe das gemacht, was mir mein Bauch riet, ich bin zum Training gegangen. Du entscheidest, ob du trainieren oder feiern willst, nur du allein. Es gibt im Leben zwei Arten von Menschen, die Macher und die Träumer. Ich bin mir sicher, dass du ein Macher bist. Es ist schwierig, weil du Marc nicht enttäuschen willst, aber ein wahrer Freund wird deinen Entschluss verstehen!«

Tim bedankte sich bei seinem Vater für den Ratschlag, packte seine Schulsachen und machte sich zu Fuß auf den Schulweg. In der Pause erklärte er seinem Freund Marc die Gründe, warum er nicht zur Party kommen könne.

»Alles gut, ich verstehe dich komplett«, beruhigte ihn Marc.

Nach der Pause schrieben sie einen Test. Pech für Tim, denn er hatte nichts gelernt, weil er im Fitnessstudio gewesen war und danach den Test völlig vergessen hatte.

Zu Hause erzählte er seinen Eltern lieber nicht von dem vermasselten Test. Er ging gleich in sein Zimmer und hörte dort Musik.

»Alles gut, mein Junge?«, fragte ihn sein Vater. »Du bist so schnell in deinem Zimmer verschwunden.«

»Alles okay, ich wollte nur ein bisschen entspannen und Musik hören«, meinte Tim.

»Prima, aber wenn du Probleme hast, rede mit mir«, sagte sein Vater.

»Mache ich, klar. Tschüss, Papa, und mach bitte die Türe zu«, beruhigte Tim.

Den ganzen Abend überlegte er nun, wie er seinen Eltern beibringen sollte, dass er den Test vermasselt hatte. Und wie sollte er es Michael sagen? Eigentlich war Tim ein guter Schüler und zählte zu den besten in seiner Klasse. Er lernte viel und arbeitete auch im Unterricht gut mit. Doch jetzt konzentrierte er sich nur auf sein Fitnessprogramm. Tag und Nacht dachte er nur daran und wenn er gerade nicht trainierte, recherchierte er über Übungen und gesunde Rezepte. Die Schule war Nebensache, was auch den Lehrern auffiel. Er lernte nicht mehr so oft und auch im Unterricht brachte er kaum Beiträge.

Diese Nacht konnte er nicht einschlafen. Ständig wälzte er sich hin und her. Um 3:30 Uhr fielen ihm endlich die Augen zu. Am Morgen hatte er Glück, dass sein Vater frei hatte und ihn weckte, denn den Wecker hatte er überhört.

»Alles klar, Kleiner? Du hast fast verschlafen. Soll ich dich zur Schule fahren?«, erkundigte sich sein Vater.

»Nein, Dad, alles gut, aber danke.« Tim nahm sein Fahrrad und machte sich auf den Weg zur Schule. Er hatte Augenringe bis zum Boden. Es wurde der schlechteste Schultag, den er jemals erlebt hatte, und als er dann auch noch eine Fünf bekam, war er am Boden zerstört.

Tim kam mit Tränen in den Augen nach Hause.

»Was ist denn los mit dir, mein Schatz?«, fragten ihn seine Eltern.

»Nichts ist in Ordnung. Ich habe eine schlechte Nachricht für euch. Wir haben gestern einen Test geschrieben und ich habe eine Fünf bekommen. Es tut mir leid«, schluchzte Tim.

»Aber mein Schatz, eine Fünf ist doch kein Weltuntergang. Ich dachte, es wäre etwas wirklich Schlimmes passiert«, tröstete ihn seine Mutter.

»Aber warum hast du nicht gelernt? Wenn du etwas nicht verstanden hättest, hätten wir dir doch geholfen«, meinte sein Vater.

»Ich weiß und es tut mir so leid, aber zurzeit bin ich nur auf Fitness fixiert. Ich liebe es, Sport zu machen, einkaufen zu gehen und zu kochen. Könnt ihr das verstehen?«, erklärte Tim seinen Eltern. »Und heute habe ich wieder Training. Wenn ich Michael von der Fünf erzähle, ist er sicherlich enttäuscht und will vielleicht nicht mehr mein Trainer sein.«

»Tim, jetzt hör mir mal zu! Die Fünf ist zwar nicht toll, aber auch kein Beinbruch. Es ist deine erst schlechte Note in acht Jahren. Du bist ein guter und verantwortungsbewusster Schüler und das weiß auch Michael«, versuchte ihn sein Dad zu beruhigen. »Gehe jetzt zum Training. Wir sehen uns später!«

Michael bemerkte sofort, dass etwas nicht stimmte, aber er hob sich seine Fragen bis nach dem Sport auf. Nach dem Training erkundigte er sich bei Tim, was denn mit ihm los sei.

»Michael, ich muss dir etwas beichten. Ich habe heute eine Fünf bekommen, weil ich nicht gelernt habe, und ich kann mich in letzter Zeit auch nicht mehr so gut auf die Schule konzentrieren.«

»Verstehe«, meinte Michael. Er war überhaupt nicht sauer oder enttäuscht. Insgeheim war er froh, denn er konnte nun sehen, wie sich der Junge in kritischen Situationen verhalten würde. Würde er aufstehen und weitermachen oder einfach nur traurig herumlaufen?

Nach dieser Beichte setzte sich Tim auf sein Fahrrad und fuhr nach Hause. Dort wartete ein leckeres Abendessen auf ihn, aber er hatte keinen Appetit. Er ging schnell auf sein Zimmer, putzte sich die Zähne und legte sich ins Bett. Innerhalb von fünf Minuten war er eingeschlafen, erschöpft von der letzten Nacht, in der er nur wenig geschlafen hatte.

Als Tim am nächsten Morgen aufwachte, fand er eine Nachricht von Michael auf seinem Handy.

Hallo Tim, ich hoffe, es geht dir wieder besser. Ich habe gestern mit deinen Eltern telefoniert. Sie haben mir erzählt, dass du für deine Mutter Abendessen gekocht hast, dass du einkaufen warst und dass du immer ein guter Schüler warst. Ich weiß, es ist schwierig, Diät, Schule und Sport unter einen Hut zu bringen, aber du schaffst das. Du bist verantwortungsbewusst und sehr reif für dein Alter. Gestern bist du zum Training gekommen, obwohl du über die schlechte Note betrübt warst und deshalb sicherlich keine Lust hattest. Das heißt für mich, dass du den Sport wirklich magst und dein Ziel erreichen willst. Das schätze ich sehr. Du darfst dich von einer Fünf nicht runterziehen lassen. Es ist nur eine Note, die du auch wieder verbessern kannst. Das Leben geht weiter und du musst dich weiter anstrengen. Ab jetzt schaut dein Trainingsplan so aus:
Die Trainingstage sind weiterhin am Mittwoch, Freitag und Samstag. Einmal in der Woche steht Joggen auf dem Programm. Wenn du an diesen Tagen eine Probe schreibst, gib mir Bescheid. Wir verschieben dann das Training auf einen anderen Tag. Die Trainingszeit beginnt um 17:00 Uhr. So hast du Zeit, deine Hausaufgaben zu machen und zu lernen. Ich gebe dir ein Journal, in dem du alle Aufgaben und

Termine notierst. Wir sehen uns morgen um 17:00 Uhr vor dem Fitnessstudio. Wir machen einen Neustart. Vergiss die Fünf und schaue nach vorne. Ich wünsche dir einen erfolgreichen Tag in der Schule. Bis morgen!

An diesem Tag ging Tim erleichtert und gut gelaunt in die Schule. Am Nachmittag machte er seine Hausaufgaben und fuhr dann zum Fitnessstudio, wo Michael schon auf ihn wartete.

»Hallo, Tim!«, begrüßte ihn Michael. Tim grüßte zurück und sie begannen mit dem Training. Anschließend gab ihm Michael ein Kochbuch mit über 60 Rezepten, einen Trainingsplan und ein Journal. »Hier ist alles, was du brauchst. Du kochst, wenn möglich, jeden Mittag und Abend. In das Journal trägst du jeden Tag deine Tätigkeiten ein und planst deinen nächsten Tag.« Tim bedankte sich vielmals und fuhr nach Hause.

Kaum zu Hause angekommen zeigte er seiner Mutter das neue Kochbuch, seinen Trainingsplan und das Journal. Direkt danach räumte er sofort seinen Tisch in seinem Zimmer auf und legte das Kochbuch und Journal darauf. Plötzlich fiel ihm ein, dass er nicht wusste, wie man ein Journal führt. Egal! Ich frage einfach Michael beim nächsten Training, dachte er sich.

Auch an diesem Tag kochte Tim das Abendessen selber. Danach räumte er die Küche auf. In seinem Zimmer wiederholte er den Schulstoff und packte seine Schultasche. Anschließend schaute er noch ein bisschen Fernsehen mit seinen Eltern. »Morgen ist Wochenende. Hast du etwas vor?«, fragte ihn sein Vater. »Ich gehe trainieren und dann vielleicht noch am Abend joggen. Michael meinte, dass ich das einmal in der Woche tun solle«

»Okay, cool. Hast du dich eigentlich schon gewogen? Was ist denn dein Wunschgewicht?«

»Nein, Papa. Daran habe ich noch gar nicht gedacht. Danke für den Tipp.«

Tim holte die alte Waage aus dem Keller. Er wog 80 Kilo. »Mein Ziel sind ca. 74 Kilo«, erklärte er seinem Vater.

»Prima, das ist nicht unmöglich. An deiner Stelle würde ich mich regelmäßig wiegen und das jeweilige Gewicht notieren. So machst du die Diät spannender und du weißt stets, wie weit du von deinem Ziel entfernt bist«, schlug sein Vater vor.

Das klang für Tim nach einem guten Ratschlag.

Plötzlich fiel dem Jungen ein, dass er noch eine Runde spazieren gehen könne. Er zog seine Schuhe an und verließ das Haus. Er liebte es, zu gehen und dabei Musik zu hören. Er war dann ganz alleine mit seiner Musik und seinen Gedanken. Wie jeder Junge so war auch Tim in ein Mädchen verliebt. Sie hieß Claudia und war die beste Schülerin in seiner Klasse. Claudia hatte lange, schwarze und lockige Haare. Außerdem war sie sehr schau, nett und nur zwei Monate jünger als Tim. Allerdings hatte er sich noch nie getraut, sie anzusprechen. Er befürchtete, dass sie ihn nicht möge und nichts mit ihm zu tun haben wolle. Diese Peinlichkeit wollte er sich ersparen. Claudia war auch einer der Gründe für sein jetziges Fitnessprogramm. Er meinte, seine Chancen bei ihr wären größer, wenn er abgenommen hätte. Vielleicht traute er sich dann, sie anzusprechen.

Nach einem Spaziergang von 30 Minuten kam er wieder nach Hause. Bevor er sich schlafen legte, trug er alles in sein Journal ein, was er heute getan hatte. Bereits im Bett überlegte er, ob er Claudia einfach nach einem Treffen fragen solle, er hatte allerdings noch nie ein Wort mit ihr geredet.

Auch sein Geburtstag rückte immer näher. In 14 Tagen war es so weit. Er öffnete nochmals sein Handy und fand bei Instagram folgenden Spruch:

Lass die Dinge einfach passieren. Was passieren soll, wird auch passieren. Das nennt man Schicksal. Mit diesem Ratschlag im Kopf schlief er ein.

An diesem Tag stand er um sieben Uhr auf. Er machte sein Bett und ging in die Küche, wo er sich einen Porridge nach einem Rezept aus dem neuen Kochbuch zubereitete. Nach dem Frühstück erledigte er die Hausaufgaben, die er am Montag fertig haben musste. Auch für die Schulaufgabe in Englisch lernte er noch. Er war nicht der Beste in Englisch, aber er gab sein Bestes, weil er eine gute Note bekommen wollte. So verging der ganze Vormittag mit Lernen. Um 12:30 Uhr bereitete er sich ein Low-Carb-Mittagessen zu. Danach entspannte er sich bei einem romantischen Film. Er liebte solche Filme. Darin fand er auch Anregungen, wie man ein Mädchen anspricht. Danach fuhr er zum Training und anschließend ging es zum Joggen.

Nach dem zweiten Mal fiel es ihm schon viel leichter und vor allem hatte er Claudia als Motivation. Er schaffte an diesem Tag vier Kilometer. Das war nicht schlecht und er war stolz auf sich. Zu Hause ging er ins Bad, duschte und suchte sich für das Abendessen ein Rezept aus dem neuen Kochbuch. Tim war so glücklich über das Kochbuch, dass er sein Handy nahm und Michael schrieb:

Hallo Michael, nochmals vielen Dank für das tolle Kochbuch. Es ist mega und die Rezepte sind der Hammer.

Nach zwei Minuten kam die Antwort.

Das freut mich sehr. Ich finde es gut, dass du selber kochst.

Da es Samstag war, war Tim nicht besonders müde. So beschloss er, noch einen Film zu schauen. Wieder ging es um einen Jungen, der in ein Mädchen verliebt war und sich nicht traute, sie anzusprechen. Nach zwei Tagen sah er dann das Mädchen mit einem anderen Jungen und war frustriert. Jetzt wurde Tim klar, dass er Claudia einfach anschreiben müsse, bevor ihn ein anderer Junge zuvorkam. »Ich kann nichts verlieren. Es kann doch eigentlich nichts Schlimmes passieren. Ich kann nur gewinnen«, sagte er sich. Dann kamen ihn wieder Zweifel. »Vielleicht bin ich ihr nicht gut genug und sie will keinen Kontakt zu mir.« Die ganze Nacht führte er Selbstgespräche und überlegte hin und her. Schließlich schrieb er Michael eine Nachricht:

Hallo Michael, es tut mir leid, wenn ich dich noch so spät störe, aber ich habe eine dringende Frage: Wie soll ich ein Mädchen anschreiben, das ich wirklich mag? Ich habe nämlich Angst, dass sie mich korbt. Danke! Gute Nacht!

Danach schlief er ein.

Sobald er aufwachte, schaltete er sein Handy an. Eine Nachricht von Michael war eingetroffen.

Hallo Tim, überlege nicht lange, sondern handle einfach. Habe keine Angst, etwas Neues auszuprobieren. Du kannst nichts verlieren. Tue es und warte auf das Ergebnis. Viel Erfolg! Bis Mittwoch!

Der Junge schöpfte neuen Mut. Aber bevor er sich durchringen konnte, Claudia zu schreiben, lernte er erst noch für die Schulaufgabe am Montag. Dann machte er sein Mittagessen. Viel konnte er nicht essen, denn er war viel zu aufgeregt. Endlich nahm er sein Handy und schrieb seine erste Nachricht an Claudia, mit leicht zitternden Händen:

Hey, ich bin es, Tim. Was machst du so? Hättest du vielleicht später Zeit?

Er drückte auf Senden und war richtig stolz auf sich. Nun starrte er die ganze Zeit auf sein Handy und wartete, ob sie antworten würde. Auf einmal vibrierte das Handy. Es war Claudia. Tim sprang vor Freude auf. Sie konnte sich leider heute nicht mit ihm treffen, da sie gerade mit ihren Eltern in einem Restaurant war, aber sie hatte wenigstens geantwortet. Tim schlug ein Treffen am Montag in der Schule vor. Sie sagte zu.

An diesem Tag ging Tim schon sehr früh ins Bett, aber er konnte nicht einschlafen. Er war viel zu glücklich und fühlte sich, als hätte er die ganze Welt besiegt. Er hatte seine Angst überwunden, Claudia angeschrieben und gewonnen.

Am nächsten Morgen stand Tim gut gelaunt auf und schrie durchs ganze Haus: »Guten Morgen!«

»Guten Morgen, wieso sind wir heute so gut drauf?«, fragte ihn seine Mutter.

»Das erzähle ich euch alles nach der Schule.« Mit diesen Worten verließ er das Haus. In der Schule angekommen setzte er sich an seinen Platz wie immer. Seine Aufregung konnte er allerdings nicht verstecken. Immer wieder drehte er sich um und beobachtete Claudia heimlich. In der zweiten

Stunde schrieben sie Englisch und er musste sich konzentrieren. Er hatte am Wochenende fleißig gelernt und wollte eine gute Note schreiben. Alle Schüler waren vor der Zeit fertig, durften aber noch nicht in die Pause. In diesem Moment warf ihm Claudia einen Zettel zu:

Kiosk, erste Pause!

Sobald die Stunde zu Ende war, rannte er zum Kiosk und wartete auf Claudia. Er sah, wie sie zur Toilette ging. Bald würde sie kommen. Er hatte Schmetterlinge im Bauch. Endlich erschien sie und fragte, ob er mit ihr eine Runde auf dem Pausenhof spazieren gehen wolle. Schweigend liefen sie eine Weile nebeneinander her, bis Tim fragte: »Wie geht es dir so? Wie fandest du die Probe?«

»Gut. Ich fand die Probe nicht schwer«, meinte sie. So unterhielten sie sich bis zum Ende der Pause über die Schule. Auch in der zweiten Pause trafen sie sich wieder. Sie redeten ein bisschen mehr, da sie nicht mehr so angespannt waren. Nun fragte ihn Claudia, ob er Sport treibe, da er abgenommen hätte.

Innerlich war Tim froh, dass Claudia es gemerkt hatte, aber er sagte nichts. Diese Pause veränderte sein Leben.

An diesem Tag kam er mit einem breiten Lächeln auf dem Gesicht nach Hause. »Hallo Mum, hi Dad!«, rief Tim fröhlich.

»Hallo Tim, was ist denn los? Warum bist du heute so glücklich? Du strahlst ja richtig«, erkundigten sich seine Eltern.

»Mum, Dad, ich muss euch etwas erzählen. Es gibt da ein Mädchen in unserer Klasse, für das ich schon lange schwärme. Gestern habe ich sie zum ersten Mal angeschrieben und heute sind wir in der Pause miteinander spazieren gegangen und haben uns unterhalten. Sie ist wirklich nett.«

»Wow, das freut uns für dich, aber warum hast du uns nie etwas erzählt?!«

»Ich wollte, dass es keiner weiß, bis wir wirklich miteinander geredet haben«, erklärte Tim.

Dann ging er in sein Zimmer, um seine Hausaufgaben zu erledigen. Er hatte selten so gute Laune gehabt: Er hatte einen eigenen Trainer, der ihn motivierte, er hatte tolle Eltern und er hatte ein Kompliment von Claudia bekommen. Die Hausaufgaben fielen ihm heute besonders leicht und auch das Lernen war ein Kinderspiel. Auch an diesem Tag bereitete er sich sein Abendessen selbst zu und ging dann ins Bett. Er schlief wie ein Murmeltier.

Seitdem ihm Claudia gesagt hatte, dass man es sähe, dass er abgenommen hat, stand er jeden Morgen mit guter Laune auf. Er bereitete sich ein gesundes Frühstück zu und machte sich auf den Weg zur Schule. Die Musik in den Ohren überlegte er, worüber er sich heute mit Claudia unterhalten könnte. In der ersten Stunde hatten sie Englisch und sie bekamen ihre Proben zurück. Tim hatte eine Zwei und jubelte. In der Pause gratulierte ihm Claudia. Dann fragte sie ihn: »Hättest du morgen vielleicht Zeit?« Das war eine Frage, auf die er so lange gewartet hatte, aber morgen war Training. Schweren Herzens musste er die Frage verneinen.

»Ich kann leider nicht, denn ich muss zum Training«, erklärte er. »Aber vielleicht willst du mitkommen und auch ein bisschen trainieren? Hättest du Lust?«

»Ja, wieso eigentlich nicht. Es kann nicht schaden«, meinte Claudia.

Tim war sich nicht sicher, ob er sie mitbringen dürfe, aber eigentlich sah er keinen Grund, warum sie nicht kommen dürfe. Nach der Pause gingen sie beide ins Klassenzimmer zurück. Den Schulweg nach Hause konnten sie leider nicht zusammen zurücklegen, denn sie wohnten in verschiedenen Richtungen.

Tim machte sich also alleine auf den Rückweg, als plötzlich Marc hinter ihm schrie: »Warte mal, Tim. Ich muss dich etwas fragen. Läuft da etwas zwischen dir und Claudia?«

Was sollte Tim nun sagen? Er wusste ja selbst nicht, ob sich zwischen ihm und Claudia nur eine Freundschaft entwickeln würde oder ob sie tatsächlich Gefühle für ihn hätte. Darum sagte er: »Wir sind nur Freunde!«

Zu Hause lief der Tag wie immer ab: Mittagessen machen, Hausaufgaben erledigen und danach lernen. Sobald seine Eltern nach Hause kamen, verkündete er ihnen voll Freude: »Ich habe eine Zwei in Englisch bekommen«

»Super, mein Schatz!«, gratulierten seine Eltern.

»Und es gibt noch eine Neuigkeit. Claudia hat mich gefragt, ob ich morgen Zeit hätte. Zuerst musste ich absagen, weil ich ja Training habe, aber dann fiel mir ein, dass sie mitkommen könne. Sie war einverstanden.«

»Das ist doch toll. Du hast das Ziel abzunehmen und wenn sie dich wirklich mag, wird sie dich unterstützen. Du kannst sie auch jeder Zeit zu uns einladen. Sie ist stets willkommen«, meinte seine Mutter.

Tim bedankte sich. Nach diesem Gespräch aß er zu Abend und räumte das Geschirr auf. Danach ging er ins Bad, duschte sich, putzte sich die Zähne und ging dann in sein Zimmer. Schon im Bett schrieb er noch eine kurze Nachricht an Claudia. Dann schaltete er sein Handy aus und schlief ein.

Heute ist es so weit, das erste Training mit Claudia, war sein erster Gedanke, als er morgens aufstand. Der Morgen lief ab wie immer: Frühstück zubereiten, anziehen und in die Schule gehen. Wie schon die zwei Tage zuvor traf er sich wieder in der Pause mit Claudia.

»Wann gehen wir ins Fitnessstudio?«, fragte sie.

»Um 17:00 Uhr sollten wir da sein«, meinte Tim.

Claudia war am Nachmittag pünktlich im Fitnessstudio. Sie lernte Michael kennen und Tim erklärte ihr, was sie zu tun hätte. Nach dem Training erkundigte sich Michael, wie es ihr gefallen hätte. Claudia war begeistert und wollte das nächste Mal unbedingt wieder mitkommen. Michael freute sich für Tim, weil er beobachtet hatte, wie die beiden sich anschauten. Die Chemie zwischen beiden stimmte, das konnte man sehen. Nachdem sie sich von Michael verabschiedet hatten, lud Tim Claudia noch zu sich ein. Claudia wollte aber erst ihre Mutter fragen und so machte sich Tim alleine auf den Nachhauseweg.

Nachdem sich Tim sein Abendessen gemacht hatte, setzte er sich auf die Couch zu seinen Eltern, die einen Film über einen Schauspieler schauten, der früher auch wegen seines Gewichts gemobbt worden war und heute zu den erfolgreichsten Schauspielern der Welt zählte. Leider kam Tim erst dazu, als der Film schon fast zu Ende war. Er bekam nur noch die letzten zehn Minuten des Films mit. In diesen Moment vibrierte sein Handy. Es war eine Nachricht von Claudia:

Leider kann ich nicht kommen. Meine Mutter meint, es sei schon zu spät. Ich hätte aber morgen am Nachmittag Zeit. Wenn du kein Training hast, könnten wir uns treffen.

Tim antwortete sofort.

Das geht auf jeden Fall. Ich habe morgen kein Training. Vielleicht können wir zum Essen gehen.

Jetzt konnte Tim beruhigt ins Bett gehen und sich auf den nächsten Tag freuen.

Als am nächsten Morgen der Wecker klingelte und Tim aufstehen wollte, tat ihm jeder Knochen im Leib weh. Seine Hände schmerzten und beim Gehen zog es fürchterlich in seinen Beinen. »Mum«, rief er, »ich glaube, ich bin krank. Mir tut alles weh. Ich kann mich kaum bewegen.«

»Du bist nicht krank, mein Sohn, du hast einfach einen starken Muskelkater. Das vergeht auch wieder, aber wenn du willst, musst du heute nicht in die Schule gehen.«

Tim freute sich nicht besonders, weil er doch nicht wusste, was er zu Hause tun sollte, aber jede Bewegung fiel ihm schwer. Sein Vater war schon früh zur Arbeit gegangen und seine Mutter musste jetzt auch weg, also setzte sich Tim vor den Fernseher. Er schaute einen Film über einen Jungen, der von seinen Mitschülern ausgelacht und ausgegrenzt wurde. Am Ende des Films verdiente er jede Menge Geld und keiner seiner früheren Mitschüler erkannte ihn wieder. Es war ihm fürchterlich langweilig und die Zeit verging nur langsam.

Plötzlich klingelte sein Handy. Es war Claudia. Siedend heiß fiel ihm ein, dass heute Donnerstag war und er sich mit Claudia treffen wollte. Tim geriet in Panik. Was sollte er tun? Er nahm das Gespräch an und erklärte Claudia, dass er so fürchterlichen Muskelkater hätte, dass er sich leider nicht mit ihr treffen könne. Dafür hatte sie Verständnis, denn auch sie wusste, wie unangenehm ein Muskelkater sein konnte. Sie wünschte ihm gute Besserung und legte auf. Langsam konnte er nicht mehr sitzen, so stand er auf und versuchte, einige Schritte zu gehen. Es ging schon etwas besser als am Morgen. Er rief seinen Freund Marc an, weil er mit ihm reden wollte. Sie trafen sich vor Tims Haus. 50 Meter weiter war eine Bank, auf die sie sich dann auch setzten. Tim erzählte von seinem Muskelkater und dass er nicht so schnell und viel laufen könne.

»Ich weiß, wie sich das anfühlt. Letztes Wochenende ging es mir genauso. Ich habe mit dem Sport übertrieben!«, meinte Marc verständnisvoll. Aber das war eigentlich nicht der Grund, warum Tim mit seinem Freund sprechen wollte, der wahre Grund war Claudia. Marc hatte nämlich schon zwei Freundinnen gehabt und wusste in diesen Dingen besser Bescheid. Tim wollte einige Tipps von ihm.

Marc war klar, dass es um Claudia ging, schließlich waren sie beste Freunde und konnten sich alles erzählen. »Du musst langsam anfangen«, meinte Marc. »Lade sie erst einmal zum Essen ein, aber lasse sie auf keinen Fall selber zahlen. Gehe nach dem Training einfach ein bisschen mit ihr spazieren. Nach einigen Tagen kannst du sie dann zu dir einladen. Du wirst dann bald merken, wie sie sich verhält, ob sie sich in deiner Gegenwart wohlfühlt und ob sie die gleichen Gefühle empfindet wie du.«

»Im Fitnessstudio war sie schon mit mir und sie will auch weiterhin mit mir dorthin gehen.«

»Das ist doch schon prima. Das wird sicherlich was«, erklärte Marc. Tim bedankte sich für Marcs Ratschläge und die beiden Freunde verabschiedeten sich. Der Rest des Abends verlief wie immer.

Auch beim Aufstehen am nächsten Tag tat ihm immer noch alles weh. »Willst du heute nochmals zu Hause bleiben oder gehst du in die Schule?«, erkundigte sich seine Mutter.

»Mir geht es zwar ein bisschen besser, aber in meinen Beinen zieht es immer noch. Ich würde gerne noch einen Tag zu Hause bleiben«, meinte Tim.

»Einverstanden, aber dann bist du wieder alleine.«

Das störte Tim überhaupt nicht. Sobald seine Mutter aus dem Haus gegangen war, ging er in die Küche und suchte sich aus seinem Kochbuch ein neues Rezept aus. Zu Mittag wollte er sich eine Low Carb Pizza machen, aber es waren nicht alle Zutaten im Haus. Also nahm er seinen Geldbeutel und machte sich zu Fuß auf den Weg zum Supermarkt, um die fehlenden Zutaten zu kaufen. Wieder daheim bereitete er die Pizza zu. Er belegte sie mit Mais, Schinken, Reibekäse light und Tomatensoße und schob sie dann für 25 Minuten in den Ofen. Während sie backte, schrieb er seinem Trainer, dass er seit gestern Muskelkater hätte, aber es ihm heute schon besser ginge. Daraufhin meinte Michael, dass sie heute nur leichtes Training machen würden. Beruhigt aß er seine Pizza, die inzwischen fertig war. Nach dem Essen rief er Claudia an, um zu fragen, ob sie mit ins Fitnessstudio kommen würde. Sie sagte zu. Da er noch Zeit hatte, legte er sich nochmals in sein Bett und dachte über den gestrigen Film nach. Er wollte auch selbst Geld verdienen und ein eigenes Geschäft starten. Sogleich nahm er sein IPad, um zu recherchieren, wie man das macht, musste aber bald feststellen, dass er dazu noch zu jung war.

Um 16:30 Uhr klingelte es an der Haustüre. Er öffnete und war völlig überrascht, als Claudia vor ihm stand. Noch nie war ein Mädchen bei ihm zu Hause gewesen.

»Entschuldige, dass ich zu früh bin«, meinte sie.

»Kein Problem, ich bin sowieso fertig und habe mich nur gelangweilt.«

Lange konnten sie sich nicht unterhalten, denn nach zehn Minuten mussten sie sich schon auf den Weg machen.

»Hallo ihr Zwei!«, begrüßte sie Michael. »Heute machen wir nur ein leichtes Training, damit der Muskelkater nicht schlimmer wird«.

Anfangs spürte Tim noch leichte Schmerzen, aber Michael meinte, dies sei normal. Nach dem Training verlangte Michael etwas von ihm, was er noch nie gemacht hatte, nämlich zu Hause kalt zu duschen. Der Trainer erklärte ihm, dass kaltes Duschen die Durchblutung anregt und hilft, Krampfadern zu vermeiden. Außerdem bekommt man davon eine schönere und gesündere Haut und es stärkt das Immunsystem. Tim versprach, es zu tun.

Auf dem Nachhauseweg fragte Tim: »Claudia, hast du morgen Zeit. Wir könnten nach dem Training zum Essen gehen. Hast du Lust?«

Erfreut stimmte Claudia zu. Dann trennten sie sich und jeder ging in eine andere Richtung nach Hause.

Als Tim heimkam, waren seine Eltern schon da. Tim ging zuerst kalt duschen. Es war die erste kalte Dusche in seinem Leben. Danach fühlte er sich frisch und entspannt und erzählte seinen Eltern die Erlebnisse des heutigen Tages.

Es war Samstag. Tim stand um 8:00 Uhr auf und ging ins Wohnzimmer, wo seine Eltern saßen und Kaffee tranken. Er setzte sich zu ihnen, um den Tag zu planen. Da es ein schöner sonniger Tag war, wollten seine Eltern ein Picknick machen. Tim musste zum Training und danach wollte er mit Claudia essen gehen. Darüber freute er sich sehr und außerdem war er glücklich, weil nächste Woche Ferien waren und er so das

Wochenende nicht für die Schule lernen musste. Nach dem Frühstück nahm er sein Journal und plante seinen Tag.

Nachdem seine Eltern das Haus verlassen hatten, langweilte sich Tim. So nahm er den Staubsauger und saugte zuerst sein Zimmer und dann die ganze Wohnung. Danach setzt er sich auf die Couch im Wohnzimmer und schaute Fernsehen. Plötzlich fiel ihm ein, dass er seinen Vater fragen wollte, wie man ein eigenes Geschäft startet. Auch diese Frage schrieb er in sein Journal.

Kurz vor dem Mittagessen holte er dann die Waage. »79 Kilo! Ich habe schon ein Kilo abgenommen«, jubelte er. Er war richtig stolz auf sich und notierte das Gewicht sofort auf einem Zettel. Heute kochte er sich zum Mittagessen etwas Vegetarisches nach einem Rezept aus seinem Kochbuch. Nachdem er gegessen hatte, hielt er Mittagsschlaf. Als er um 15:00 Uhr aufwachte, hatte er fürchterliche Lust auf etwas Süßes. Er briet einen Pfannkuchen mit wenig Zucker und Fett.

Bald danach war auch Zeit, ins Fitnessstudio zu fahren. Kurz nach ihm traf auch Claudia ein. Das Training machte ihnen beiden Spaß, denn sie konnten etwas für ihren Körper tun und gleichzeitig zusammen sein. Außerdem motivierten sie sich gegenseitig. Nach dem Training gingen beide erst einmal nach Hause, um sich frisch zu machen. Schnell sprang Tim unter die Dusche, zog sich wieder an und machte sich auf den Weg, um Claudia abzuholen. Er war ziemlich nervös, denn es war sein erstes Date mit einem Mädchen.

Claudia wartete schon vor dem Haus und Tim machte ihr als Erstes ein Kompliment. Von seinem Vater hatte er gehört, dass Frauen auf so etwas stehen. Erfreut bedankte sich Claudia. Auf dem Weg zum Restaurant unterhielten sie sich angeregt über die Familie, die Schule und was sie später einmal tun wollten. Auf diese Weise lernten sie sich wieder ein bisschen näher kennen. Am Restaurant angekommen hielt Tim seiner Freundin die Tür auf und ließ sie zuerst hineingehen. »Sei immer ein Gentleman«, hatte sein Vater gesagt.

Sie setzten sich an den Tisch und warteten auf den Kellner. Wenig später bestellten sie ihr Essen. Als das Essen kam, achtete Tim sorgfältig auf seine Tischmanieren. Anschließend bezahlte Tim und begleitete Claudia nach Hause. Sie umarmten sich und wünschten sich eine gute Nacht.

Tim war glücklich und rannte nach Hause. Er musste alles seinen Eltern erzählen. Freudestrahlend betrat er die Wohnung.

»Du schaust richtig gut aus!« meinte seine Mutter. »Wie war der Abend?«

»Es war einfach super. Ich habe Claudia im Restaurant die Türe geöffnet und ich habe sie nach dem Essen nach Hause begleitet, so wie du es mir beigebracht hast, Dad!«

Sein Vater lobte ihn. Mehr wollte Tim an diesem Abend nicht erzählen, denn er war ziemlich müde. Er versprach seinen Eltern, ihnen am nächsten Tag einen ausführlichen Bericht zu geben.

Sobald er am nächsten Morgen aufgestanden war, lief er ins Wohnzimmer, wo seine Eltern Kaffee tranken. Wie versprochen erzählte er ihnen alles über den gestrigen Tag, angefangen vom Wohnung Saugen über das Training bis zum Abendessen im Restaurant. Er berichtete über jedes Detail. »Es scheint so, als hättest du gestern einen interessanten Tag gehabt«, kommentierte seine Mutter. Tim bekräftigte dies.

»Nächste Woche sind ja Ferien. Hast du schon etwas Besonderes vor?«, fragte sein Vater.

»Nichts Besonderes«, meinte Tim, »aber vielleicht treffe ich mich öfter mit Marc und Claudia zum Joggen.«

Da es Tim an diesem Tag langweilig war, schlug er seinen Eltern eine Fahrradtour vor und so setzten sie sich auf ihre Räder und fuhren los. Bei einer kurzen Rast äußerte Tim seinen Plan, eigenes Geld zu verdienen.

»Es ist ja toll, dass du eigenes Geld verdienen willst und dich so um deine Zukunft kümmerst«, meinte sein Vater, »aber dazu bist du noch zu jung. Wenn du erst einmal volljährig bist, können wir darüber reden. Mach jetzt erst die Schule fertig und danach reden wir weiter.«

Tim war ein bisschen enttäuscht, denn er hatte sich ausgemalt, dass ihn seine Eltern bei seinem Plan voll unterstützen würden.

Wieder zu Hause nahm er sein Handy und sah, dass er eine Nachricht von Claudia bekommen hatte. Sie wollte sich heute noch mit ihm treffen, und zwar um 17:30 Uhr. Bis dahin war noch viel Zeit und so bereitet er das Mittagessen für sich und seine Eltern zu und recherchierte danach in seinem Zimmer weiter über ein eigenes Geschäftsmodell. Bald aber wurde ihm erneut klar, dass er wirklich zu jung war. Er ging zu seinem Vater und erklärte ihm: »Du hast recht, für ein eigenes Geschäft bin ich noch zu jung, aber ich möchte trotzdem eigenes Geld verdienen.«

»Wieso willst du eigenes Geld verdienen? Du hast alles, was du brauchst. Du bist erfolgreich in der Schule, du hast bis jetzt schon 1,5 Kilo abgenommen. Was willst du noch?«

Er sah die Argumente seines Vaters teilweise ein und machte sich fertig für seine Verabredung mit Claudia.

Langsam wurde es schon normal, sich mit Claudia zu treffen. Er überlegte noch, ob er Claudia von seinen Geschäftsplänen erzählen sollte, ließ es dann aber doch sein. Heute lud er Claudia zu einem Eis ein und sie redeten und redeten. Allzu schnell war es 21:00 Uhr und beide mussten nach Hause. Wie beim letzten Mal begleitete Tim seine Freundin und umarmte sie zum Abschied. Zu Hause dachte er nochmals über den Tag nach und fand, dass er gut gewesen war.

Als er heute aufwachte, war es bereits 8:30 Uhr. Nachdem er sein Bett gemacht hatte, ging er ins Wohnzimmer. Auch heute war er wieder alleine, denn seine Eltern mussten noch bis Mittwoch arbeiten. Er hatte kaum gefrühstückt, als er eine Nachricht von Michael bekam. Dieser wollte ihn heute um 12:00 Uhr in einem Restaurant treffen. Um 11:30 Uhr machte er sich auf den Weg. Michael wartete schon.

»Schön, dass du da bist, Tim. Komm, setze dich hin!«, begrüßte ihn Michael. Als der Kellner kam, bestellte sich Michael ein alkoholfreies Bier und Tim ein Mineralwasser.

»Ich wollte etwas mit dir besprechen«, fing Michael an. »Du hast dich in den vergangenen zwei Wochen total verändert. Du warst immer zuverlässig beim Training und hast auch abgenommen. Du kochst zu Hause fast jeden Tag und führst dein Journal gewissenhaft. Dinge, die dir zu Beginn unmöglich schienen, sind für dich zur Selbstverständlichkeit geworden. Du hast dich getraut, Claudia anzusprechen, und hast sie auch mit ins Fitnessstudio gebracht. Ich bin stolz auf dich, mein Kleiner.« Michael legte einen neuen Trainingsplan und zwei Kinokarten auf den Tisch. »Die Kinokarten sind bis Sonntag gültig«, erklärte Michael.

Mit einem freudigen Grinsen im Gesicht bedankte sich Tim. Dann betrachtete er den neuen Trainingsplan. Jetzt hatte er vier Mal pro Woche Training. Nach dem Essen verabschiedete sich Tim von Michael und fuhr nach Hause.

»Vielen Dank nochmals und einen schönen Tag!«, rief er Michael zu.

Wieder zu Hause entspannte er sich ein bisschen auf dem Sofa. Dann schrieb er Marc eine Nachricht. Er wollte sich mit ihm um 16.00 Uhr im Park treffen. Kaum angekommen berichtete er seinen Freund die Neuigkeiten des Tages: von den zwei geschenkten Kinokarten und dem neuen Trainingsplan. »Die Diät läuft doch prima, oder? Man sieht, dass du abgenommen hast. Was wiegst du jetzt eigentlich?«, erkundigte sich Marc.

»77,5 Kilo«, meinte Tim.

Sie tranken noch etwas zusammen und um 18.00 Uhr trennten sich die beiden Freunde. Zu Hause warteten schon seine Eltern und auch ihnen erzählte er von den Neuigkeiten des Tages. Sie waren stolz auf ihn, dass er es geschafft hatte, sein Leben in knapp drei Wochen zu verändern. Sein Vater schrieb Michael eine Nachricht, um sich zu bedanken. Michaels Antwort kam prompt:

Nichts zu danken. Der Junge hat es ganz allein geschafft. Er kam jedes Mal zum Training. Er hat jeden Tag selber gekocht. Ihr könnt stolz auf euren Jungen sein. Es ist schon lange her, dass ich so einen Jungen trainieren durfte.

Bevor sich Tim an diesen Tag ins Bett legte, schrieb er noch in sein Journal den Plan für den nächsten Tag.

Es war Dienstag. Tim stand um 7:30 Uhr auf und wusch sich sein Gesicht mit kaltem Wasser, um richtig wach zu werden. Dann zog er sich an und ging joggen. Dieses Mal schaffte er sieben Kilometer. Wieder daheim duschte er, räumte sein

Zimmer auf und frühstückte. Danach schaute er ein bisschen fern. Nach dem Mittagessen, das er wie üblich selber zubereitete, schrieb er Claudia, dass er einen neuen Trainingsplan bekommen hätte, und fragte, ob sie mitkommen wolle. Sie sagte zu.

Um 17:00 Uhr waren sie im Fitnessstudio und begannen gleich mit dem Training. Sie trainierten eine Stunde und Claudia wollte den neuen Trainingsplan sehen. Glücklicherweise hatte sie an allen Tagen Zeit. Sie trennten sich um 18:15 Uhr, nachdem Tim Claudia wie üblich nach Hause begleitet hatte. Nachdem er daheim geduscht und gegessen hatte, holte er die Waage, um sein aktuelles Gewicht zu erfahren. 77 Kilo! Sein Ziel waren 74 Kilo. Freudestrahlend berichtete er es seinen Eltern.

»Nicht schlecht, mein Sohn. Weiter so!«, ermunterte ihn sein Vater.

Um 19:00 Uhr beschloss Tim, noch eine Runde spazieren zu gehen und dabei über die vergangenen Tage nachzudenken. Er erkannte, dass sich in den letzten drei Wochen vieles verändert hatte. Er war dankbar, dass er so einen tollen Trainer hatte und dass ihn seine Eltern, sein Freund Marc und Claudia unterstützten. Auch über seine Zukunft machte er sich Gedanken. Welchen Beruf sollte er einmal ergreifen, wenn er die Schule beendet hatte? Zu Hause recherchiert er noch ein bisschen am Computer und stieß immer wieder auf das Wort Leidenschaft. Was bedeutete dieses Wort eigentlich. Tim hatte keine Ahnung. Er musste seinen Vater fragen.

Plötzlich fiel ihm ein, dass er noch zwei Kinokarten hatte. Schnell nahm er sein Handy und rief Claudia an. Er fragte sie, ob sie vielleicht Lust hätte, am Donnerstag oder Freitag mit ihm ins Kino zu gehen. Claudia hatte keine Zeit. Mit

Tränen in den Augen legte Tim auf. Er hatte sich so auf den Kinobesuch mit Claudia gefreut. Jetzt hatte er zu nichts mehr Lust. Seine Eltern sahen sofort, dass ihn etwas bedrückte, und forschten nach.

»Ich habe von Michael zwei Kinokarten bekommen, aber Claudia hat weder am Donnerstag noch am Freitag Zeit, um mitzukommen. Ich kann doch nur an diesen Tagen, weil ich sonst Training habe.«

»Vielleicht hat sie ja morgen nach dem Training Zeit«, überlegte sein Vater. Gleich rannte Tim in sein Zimmer und wollte Claudia erneut anrufen, aber ein Blick auf die Uhr sagte ihm, dass es schon sehr spät war und Claudia vielleicht schon schlafen würde. Er stellte seinen Wecker auf 7:30 Uhr, um Claudia gleich am nächsten Tag zu fragen.

Als er am nächsten Tag aufwachte, fiel ihm ein, dass er gestern seine Eltern nicht gefragt hatte, was eigentlich Leidenschaft bedeute. Seine Eltern waren allerdings noch nicht wach und so trank Tim eine Tasse Milch, während er wartete, bis sie aufstanden. Kaum erschienen sie in der Küche, überraschte er sie mit seiner Frage, was Leidenschaft sei.

»Leidenschaft!« Seine Eltern wussten nicht, wie er darauf kam, sein Vater versuchte aber trotzdem, es ihm zu erklären. »Eine Leidenschaft ist etwas, was du wirklich sehr magst.«

»Du meinst Hobbys oder so was?«

»Nein, keine Hobbys. Du kannst zum Beispiel Sport aus Leidenschaft machen. Während du Sport treibst, fühlst du dich frei und glücklich. Er steht für dich im Mittelpunkt deines Denkens. Leidenschaft ist ein Gefühl. Du kannst alles, was du dir vornimmst, erreichen. Heutzutage haben nur wenige Menschen eine Leidenschaft für etwas. Sie machen Dinge, weil sie es müssen.«

»Verstehe«, meinte Tim. »Ich muss etwas tun, was mich erfüllt und glücklich macht, oder?«

»So ist es, mein Sohn«, stimmte der Vater zu.

Heute hatte Tim nicht gefrühstückt. Nachdem er etwas ferngesehen hatte, machte er das Mittagessen für seine Familie und gönnte sich nach dem Essen einen kleinen Mittagsschlaf. Um 16:00 Uhr wachte er auf, packte seine Sportsachen und fuhr los. Claudia wartete schon vor dem Fitnessstudio. In diesem Moment fiel ihm wieder ein, dass er Claudia wegen des Kinos fragen wollte. »Hey, hättest du vielleicht am Freitag nach dem Training Zeit mit mir ins Kino zu gehen. Ich habe Kinokarten?«

»Das fände ich toll«, stimmte Claudia zu.

Jetzt war Tim glücklich. Er überlegte die ganze Zeit, wie der Kinoabend ablaufen könne. Sollte er vielleicht während der Vorstellung mit Claudia Händchen halten? Welche Filme mochte sie eigentlich? Als die Trainingszeit vorbei war, machte Tim einfach weiter. Er war so in Gedanken versunken, dass er seine Umwelt gar nicht mehr wahrnahm und einfach weiter trainierte. Claudia erinnerte ihn, dass er jetzt aufhören könne, aber Tim nahm ihre Stimme gar nicht wahr. Erst als sie schrie, wachte er aus seinen Gedanken auf und entschuldigte sich. Claudia und Michael lachten.

Am selben Abend machte sich Tim viele Gedanken über den nächsten Tag. Er wusste nicht, welche Filme Mädchen in ihrem Alter liebten und wie er sich im Kino verhalten sollte. Mit einem Mädchen war er noch nie dort gewesen. Er fragte seine Mutter nach Tipps.

»Nicht alle Mädchen mögen die gleichen Filme, du musst Claudia einfach fragen.«

Tim bedankte sich, ging in sein Zimmer und rief Claudia an. Sie mochte Komödien. Er suchte eifrig nach Kinos, in denen Komödien gezeigt wurden, was nicht so einfach war. Als sein Vater nach einiger Zeit in sein Zimmer kam und Tim bei seiner Suche vorfand, meinte er: »Mach dir keinen Kopf. Es ist nicht so wichtig, welchen Film ihr anschaut, wichtig ist die Zeit, die ihr miteinander verbringt. Deine Mutter und ich waren damals auch verliebt und wir wollten vor allem Zeit miteinander verbringen. Also mach die keine Sorgen. Alles wird klappen.«

An diesem Abend lag Tim noch lange wach und dachte an den nächsten Tag.

Heute war ein besonderer Tag, der Kinobesuch mit Claudia stand an. Schon früh am Morgen strahlte Tim über das ganze Gesicht. Er machte sich ein Frühstück, konnte aber vor Aufregung fast nichts essen. Den ganzen Vormittag verbrachte er an seinem Handy und versuchte herauszufinden, wie er sich im Kino verhalten sollte. Im Internet wurde geraten, im Kino Händchen zu halten und nach dem Film noch spazieren zu gehen.

Auch beim Mittagessen brachte Tim kaum einen Bissen hinunter. Seine Mutter beruhigte ihn und gab ihm den Rat: »Sei einfach so wie immer, dann tust du automatisch das Richtige.«

Nach dem Mittagessen packte er seine Sporttasche. Noch drei Stunden bis zum Training. Er versuchte sich aufzumuntern: Es ist eine ganz normale Freundin. Sie mag mich, ich mag sie. Es kann nichts schief gehen. Alles wird gut.

Als es Zeit fürs Training war, schnappte er sich seine Sachen und radelte los. Claudia wartete bereits auf ihn. Sie betraten das Fitnessstudio und begannen mit dem Training. Danach wünschte ihnen Michael noch viel Spaß.

Rasch fuhren beide nach Hause, um sich zu duschen. Danach holte Tim Claudia ab. Im Kino kauften sie sich Popcorn und Getränke und begaben sich dann auf ihre Plätze. Nachdem der Film schon einige Zeit gelaufen war, lehnte sich Claudia an Tims Schulter. In Tims Bauch kribbelte es. Er wünschte, es würde immer so bleiben. Aber leider ging der Film irgendwann zu Ende und Claudia nahm ihren Kopf wieder von Tims Schulter.

Schade, dachte sich Tim. Der Film hätte viel länger dauern sollen.

Nach dem Film gingen sie noch ein bisschen spazieren. Claudia sprach die ganze Zeit über den Film, aber Tim hörte gar nicht zu, weil er mit seinen Gedanken immer noch bei Claudias Kopf an seiner Schulter war. Es war inzwischen spät geworden und sie mussten nach Hause gehen. Als sie vor Claudias Haustüre angelangt waren, umarmten sie sich und Claudia bedankte sich für den wunderschönen Tag.

Zu Hause fragten ihn seine Eltern, wie es gewesen war, denn sie sahen, dass ihr Sohn strahlte.

»Super! Es war einfach toll. Claudia hatte während des ganzen Films den Kopf auf meine Schulter gelegt.«

»Süß!«, meinte sein Vater. »Um was ging es denn in dem Film?«

»Dad, ich weiß es eigentlich nicht. Ich habe gar nichts von dem Film mitbekommen«. Beide Eltern lachten. Auch sie waren glücklich, dass es ihrem Sohn gut ging und er die ersten Erfahrungen eines Verliebten gemacht hatte.

Tim lief schnell in sein Zimmer und schrieb eine Nachricht an Michael. Er bedankte sich nochmals für die Kinokarten und beschrieb den tollen Abend. Dann legte er sich ins Bett und war mit seinen Gedanken noch lange bei dem Kinobesuch.

Voller Spannung lief er am nächsten Morgen ins Wohnzimmer, um sein Geschenk anzuschauen. Ein Boxsack! Schon immer wollte er einen eigenen Boxsack haben und nun war sein Wunsch in Erfüllung gegangen. Voller Freude drückte er seine Eltern und bedankte sich überschwänglich. »Wo willst du ihn aufhängen?«, fragte sein Vater.

»In meinem Zimmer«, antwortete Tim.

»Okay! Wir machen das gleich heute Abend. Einverstanden?«, schlug sein Vater vor.

Jetzt galt es die Wohnung zu putzen, denn am Nachmittag kamen die Gäste. Tim räumte sein Zimmer auf, seine Mutter saugte das Wohnzimmer und sein Vater putzte die Küche. Sie waren gerade fertig, als es klingelte. Es war Claudia. Tim öffnete ihr die Türe und bat sie herein. Claudia gab ihm sein Geschenk, umarmte ihn und gratulierte. Wie immer ein Gentleman, bot ihr Tim etwas zu trinken an und fragte, ob sie schon etwas essen wolle. Sie lehnte vorerst ab und so zeigte er ihr das Haus und sein Zimmer. Dort öffnete er ihr Geschenk. Es war ein Eau de Toilette, das Tim gleich beschnupperte. Bald kamen auch Marc und Michael und sie konnten nun den Grill anheizen. Marc und Tim bewachten den Grill, Claudia half seiner Mutter mit den Salaten und Michael und sein Vater unterhielten sich.

»Wie läuft es mit der Schule? Was hast du nach der Schule vor?«, fragte Tims Mutter Claudia.

»Prima«, antwortete diese. »Nach der zehnten Klasse möchte ich auf die FOS gehen.«

Tims Mutter fand Claudia sehr sympathisch. Sie war höflich und gut erzogen und vor allem noch normal geblieben und nicht so eingebildet wie manch anderes Mädchen.

Bald war das Essen fertig und alle setzten sich an den Tisch und langten kräftig zu. Auch eine Torte durfte zum Nachtisch nicht fehlen, allerdings hatte seine Mutter darauf geachtet, dass sie mit wenig Zucker und Fett war. Ehe man es bemerkte, war es 19:00 Uhr geworden und Marc musste nach Hause gehen. Bald darauf brach auch Claudia auf. Sie bedankte sich für die Einladung und umarmte Tim zum Abschied.

Tim setzte sich nun zu seinen Eltern und Michael. »Ein toller Geburtstag, mein Kleiner. Danke für die Einladung!«, meinte Michael. Dann trank er sein Bier aus und verabschiedete sich auch. Als Tim mit seinen Eltern allein war, äußerte seine Mutter: »Schön, dass ich Claudia kennengelernt habe. Sie ist ein tolles Mädchen.«

Inzwischen war es schon sehr spät und da Tim müde war, schlug er seinem Vater vor, den Boxsack morgen aufzuhängen. Er wollte nur noch ins Bett und schlafen. Sein Vater war einverstanden.

Heute stand Tim etwas später auf. Er verzichtet auf das Frühstück, da er gestern mehr als sonst gegessen hatte. Da es der letzte Tag der Ferien war, suchte Tim seine Schulsachen für den nächsten Tag zusammen und warf einen Blick in die Bücher. Danach hängte er mit seinem Vater den Boxsack auf. Nach dem Mittagessen legte er sich etwas hin, denn er war heute richtig müde. Er stellte seinen Wecker, um das Training, das Michael für heute angesetzt hatte, nicht zu verschlafen. Allerdings war Claudia dieses Mal nicht dabei, denn er hatte vergessen, es ihr zu sagen. Aber er würde

Claudia heute Abend sehen, weil sie sich um 18:00 Uhr zum Eisessen verabredet hatten.

Nachdem sie sich am Abend getroffen und ihr Eis verspeist hatten, meinte Claudia: »Folge mir!«

Tim war überfordert und hatte keinen Plan, wo sie hinwollte, aber er hörte auf sie und folgte ihr. Sie gingen zu einem Spielplatz, wo sie sich auf einer Bank niederließen. Es war ein kleiner Spielplatz mit einer Rutsche, zwei Schaukeln und einer Bank unter einem großen Baum. Claudia erzählte ihm, dass sie, als sie klein war, jeden Tag mit ihrer Mutter hier war. So setzten sie sich auf die Bank und schauten sich kurz an. Ihre Gesichter kamen einander immer näher und näher, bis sich plötzlich ihre Lippen berührten. Tims erster Kuss mit einem Mädchen. Es durchzuckte ihn wie ein Stromschlag. Danach blickten sie sich an und lächelten. Als Tim dieses Mal Claudia nach Hause brachte, umarmten sie sich nicht nur, sondern küssten sich auch noch einmal.

Sobald Tim daheim war, berichtet er alles seinen Eltern, er ließ nichts aus. Die Eltern waren glücklich, ihr Sohn hatte eine Freundin und diese war auch noch sehr sympathisch. Nachdem Tim seinen Eltern eine gute Nacht gewünscht hatte, ging er in sein Zimmer und schrieb in sein Journal:

Der beste Tag meines Lebens 06.05.2021: erster Kuss.

Claudia schrieb bei sich zu Hause das Gleiche auf einen Zettel.

Auch in dieser Nacht konnte Tim wieder nicht schlafen, aber dieses Mal nicht vor Aufregung, sondern vor Freude. Er nahm sein Handy und suchte nach einer Antwort darauf, wie man ein Mädchen fragt, ob sie sich eine feste Beziehung vorstellen könne. Das Internet gab ihm den Rat, dies auf jeden Fall persönlich zu fragen und einen speziellen Ort zu wählen. Dieser Ort fiel Tim sofort ein, nämlich die Bank auf dem Spielplatz. Er schrieb sogleich eine Nachricht an Claudia:

Hast du nächsten Freitag Zeit?

Sie hatte.

Heute klingelte der Wecker um 6:30 Uhr. Es war der erste Schultag nach den Ferien. Er wusch sein Gesicht, zog sich an, nahm seinen Schulranzen und machte sich zu Fuß auf den Weg zur Schule. Dort angekommen erkannten ihn seine Klassenkameraden fast nicht mehr, denn er hatte sichtbar abgenommen.

»Wieso schaut ihr mich so an?«, erkundigte sich Tim.

»Du hast dich total verändert. Hast du abgenommen?«

»Setzt euch hin!«, ermahnte die Lehrerin. »Ihr könnt euch in der Pause unterhalten. Jetzt ist Unterricht angesagt«.

In der Pause wollte jeder wissen, wie Tim das geschafft hatte mit dem Abnehmen. Er erzählte von seinem Trainer, dem regelmäßigen Sport und den veränderten Essgewohnheiten. Viele hörten ihm sehr aufmerksam zu, denn es gab noch einige Mitschüler, die auch unbedingt ihr Gewicht verringern wollten. Er erzählte ihnen von seinem Erfolgsrezept und auch davon, dass man Durchhaltevermögen brauche.

Um 13:30 Uhr berichtete er zu Hause seinen Eltern, dass alle sein verändertes Aussehen bemerkt hätten. Er schrieb auch gleich an Michael:

Hallo Michael,
ich wollte dir nur mitteilen, dass man mich heute in der Schule fast nicht mehr erkannt hätte, weil ich so toll abgenommen habe. Alle fragten mich nach Tipps, wie man das schafft. Alle haben mir gratuliert. Das hätte ich ohne deine Hilfe nicht geschafft. Danke dir vielmals. Bis morgen.

Nach einigen Minuten kam die Antwort:

Hallo Tim, das freut mich für dich, aber du hast es allein geschafft. Nicht ich habe für dich trainiert, nicht ich habe meine Essgewohnheiten umgestellt, das warst du. Ich hoffe, dass du jetzt verstehst, dass alles möglich ist. Sie haben dich nach den Tipps gefragt, sagst du. Das würde ich an deiner Stelle ausnutzen. Vielleicht kannst du daraus ein Geschäft machen und vielen anderen helfen.
Wir sehen uns morgen. Bis dann!

Nachdem Tim diese Nachricht gelesen hatte, überlegte er, welche Geschäftsidee Michael wohl gemeint hatte. Ein eigenes Fitnessstudio konnte er nicht eröffnen, dazu fehlte ihm das Geld. »Ich könnte ein Buch schreiben«, kam ihm plötzlich in den Sinn. Sogleich erkundigte er sich bei seinen Eltern, was diese von dem Vorhaben hielten.

»Das ist eine gute Idee«, meinten diese, »aber du darfst die Schule nicht vernachlässigen!«

»Nein, das weiß ich. Ich schreibe jeden Abend, wenn ich mit dem Lernen fertig bin.«

Rasch lief er in sein Zimmer und wollte zu schreiben beginnen. Aber es war nicht so einfach. Wie sollte er beginnen? Worüber sollte er schreiben? Er beschloss, morgen Marcs

Vater zu fragen, denn der hatte schon einige Bücher veröffentlicht.

Am nächsten Tag, direkt nach der Schule, rief er Marcs Vater an. Er erzählte ihm von seinem Vorhaben und dieser gab ihm einige Tipps: »Du musst dir erst einmal überlegen, worüber du schreiben willst. Das Schreiben wird dauern, erwarte nicht, dass du in drei Monaten fertig bist. An manchen Tagen wirst du überhaupt keine Einfälle haben, an anderen läuft es wie geschmiert. Wichtig ist vor allem, dass du immer wieder zurück zum Anfang gehst und das bereits Geschriebene durchliest. Nur so erkennst du, ob deine Geschichte Sinn macht. Ich wünsche dir viel Erfolg beim Schreiben!«

Tim bedankte sich und legte auf. Er erledigte noch etwas für die Schule und machte sich dann auf den Weg zum Training. Heute war Claudia nicht dabei, denn sie ging mit ihren Eltern essen. Nachdem er eine Stunde trainiert hatte, brachte ihn Michael zu dem gleichen Spiegel wie vor zwei Wochen.

»So Kleiner, was siehst du heute im Spiegel?«, fragte Michael.

Tim überlegte einige Sekunden. »Ich sehe immer noch mich, aber gleichzeitig auch einen anderen Jungen. Einen Jungen, der abgenommen hat und in kurzer Zeit sein Leben verändert hat.«

»Sehr schön gesagt!«, lobte ihn Michael. »Wie läuft es eigentlich in der Schule?«, fragte er dann.

Tim erzählte ihm, dass er in der letzten Probe eine Zwei bekommen habe.

»Toll!«, meinte der Trainer. »Übrigens habe ich eine Bitte an dich. Stelle dich doch bitte zu Hause auf die Waage und schreibe mir per WhatsApp dein Gewicht.«

Zu Hause stellte er sich zuerst auf die Waage, um Michael sein Gewicht mitteilen zu können. »75,5 Kilo!«. Noch ein Kilo bis zum Wunschgewicht. Danach duschte er und bereitete sich sein Abendessen zu. Als er gegessen hatte, ging er in sein Zimmer und führte sein Journal. Er schrieb seine Erfolge auf und plante den nächsten Tag. Nachdem dies erledigt war, klappte er seinen Laptop auf und begann zu schreiben. Er schrieb einfach darauf los. Er erzählte von seinem Leben, seiner Diät, schrieb über alles, was er durchgemacht und erlebt hatte. Drei Seiten schaffte er, danach konnte er nicht mehr. Es war schon spät und er war müde. Die Augen fielen ihm fast zu, daher speichert er sein bisher Geschriebenes und legte sich ins Bett.

Heute war es so weit. Am Abend nach dem Training wollte er Claudia fragen, ob sie mit ihm zusammen sein wolle. Nach dem Frühstück ging er wie immer zur Schule. Er erkundigte sich in der Pause bei Claudia, ob sie sich heute Abend nach dem Training auf dem Spielplatz treffen könnten. Claudia wusste zwar nicht, warum, sagte aber trotzdem zu.

Als er nach der Schule nach Hause ging, war Tim aufgeregt und zweifelte daran, ob sein Vorhaben heute Abend wirklich richtig wäre. In Gedanken spielte er verschiedene Möglichkeiten durch. Was wäre, wenn Claudia „Nein“ sagte und ihn einfach stehen ließ? Es war schließlich seine erste Freundin und er wollte diese Beziehung nicht gefährden. Auch während des Trainings waren seine Gedanken stets bei dem Treffen mit Claudia. Danach fuhr Tim schnell nach Hause, um sich fertigzumachen. Er versuchte, sich zu beruhigen, und sprach sich selber Mut zu. Dann atmete er tief durch und ging zum Spielplatz.

Dort angekommen erinnerte er sich nochmals an den Tipp: Bleibe ruhig und entspannt. Endlich kam Claudia. Sie umarmten sich, setzten sich auf die Bank und redeten. Während des Gesprächs spürte Tim, dass seine Nervosität allmählich nachließ. Er nahm also allen Mut zusammen, schaute Claudia tief in die Augen und begann: »Claudia, ich muss dir etwas gestehen. In den letzten Wochen habe ich dich näher kennengelernt und du gefällst mir sehr. Du bist unglaublich nett.«

»Danke für die Komplimente, aber warum sagst du mir das jetzt?«, wollte Claudia wissen.

»Ja, weißt du, ich möchte dich fragen, ob du mit mir zusammen sein willst«, erklärte Tim.

Natürlich beantwortete Claudia diese Frage mit „ja“, denn auch sie fand Tim ganz toll. Glücklich umarmten sich beide fest und gingen dann noch ein Stückchen spazieren. Sie hielten sich an den Händen und erinnerten sich an alles, was in den vergangenen Wochen geschehen war. Vor vier Wochen hatte Tim noch keine Ahnung davon gehabt, dass er so sehr abnehmen, eine Freundin finden und sogar ein Buch schreiben würde. Lauter positive Ereignisse – er war ein Glückspilz.

Es wurde spät und Tim brachte Claudia nach Hause. Innig umarmten und küssten sich die beiden zum Abschied.

Wieder daheim stürmte Tim in sein Zimmer, holte sein Journal heraus und schrieb:

Mein Leben hat sich komplett verändert. Ich habe alles geschafft, was ich mir vorgenommen habe. Ich weiß jetzt, dass alles möglich ist, wenn man wirklich will. Und das Wichtigste: Ich habe eine Freundin. Claudia und ich sind zusammen.

An diesem Tag konnte er vor Freude nicht schlafen. So nahm er sein Laptop, um weiter an seinem Buch zu schreiben, aber es gelang ihm nicht, sich zu konzentrieren. Außerdem wurde er allmählich müde. Er speicherte die wenigen Seiten, die er geschafft hatte, fuhr seinen Laptop herunter und ging ins Bett.

Es war Donnerstag. Als er aufstand, klingelte sein Handy. Es war Michael:

Guten Morgen, Kleiner. Ich lade dich und deine Familie heute um 17.00 Uhr zum Essen ein. Das Essen findet bei mir zu Hause statt. Ich hoffe, dass ihr kommen könnt. Es wäre total wichtig für mich. Bis später!

Sofort lief Tim ins Wohnzimmer und richtete die Einladung seinen Eltern aus. Keiner hatte eine Ahnung, warum Michael sie eingeladen hatte. In der Schule dachte Tim immerzu über die Einladung nach und was wohl der Grund dafür wäre. Auch nach der Schule konnte er sich kaum auf seine Hausaufgaben konzentrieren. Endlich war es so weit und er machte sich mit seinen Eltern auf den Weg zu Michael.

Dieser erwartete sie schon und begrüßte sie mit einem Glas Wein. Sein Haus war etwas kleiner als das von Tims Familie mit viel Holzmöbeln. Einfach gesagt, sie war altmodisch. Sie setzten sich und Michael servierte das Essen. »Ich hoffe, es schmeckt euch. Ich stand den ganzen Tag in der Küche.«

Alle lobten das Essen und bedankten sich nochmals für die unerwartete Einladung. Nachdem alle gegessen hatten, kam Michael zum Grund der Einladung. Er hatte seine Rede gut vorbereitet und fing an. »Ihr Lieben, sicher habt ihr euch gewundert, dass ich euch zu mir eingeladen habe und gerätselt, was der Grund hierfür sei. Nun, ich möchte mich zuerst bei euch allen und ganz besonders bei Tim bedanken. Die letzten Wochen zählten mit zu den besten Wochen in meinem Leben. Ich habe einen tollen Jungen kennengelernt, in dem großes Potenzial schlummert. Jedes Training mit ihm hat mir großen Spaß gemacht. Seine Erfolge und Fortschritte waren auch für mich eine Freude. Dieser Junge hat bewiesen, dass man alles erreichen kann, wenn man sich nur anstrengt. Ich hoffe, dass ihr ihn immer unterstützt und nie an ihm zweifelt. Eine große Karriere wartet auf ihn. Ich muss mich leider zurückziehen. Seit einiger Zeit geht es mir nicht sehr gut. Die Ärzte sagen, dass ich sehr krank bin, und morgen werde ich operiert. Ich wünsche vor allem dir, Tim, dass du weiter den eingeschlagenen Weg gehst! Das wollte ich euch nur sagen«.

Tim und seine Eltern waren erschüttert und sprachlos. Mit Tränen in den Augen lief Tim zu seinem Trainer und umarmte ihn. Noch immer fassungslos fragte er dann: »Warum hast du uns nicht schon lange etwas erzählt? Sicher hätten wir dir helfen können. Soll ich dich ins Krankenhaus begleiten?«

Diesen Vorschlag lehnte Michael ab. Nach dieser Mitteilung brach die Familie in gedrückter Stimmung auf. Draußen vor der Tür drückte Tim seinen Trainer nochmals und wünschte ihm viel Glück.

Zu Hause begab sich Tim lustlos und niedergeschlagen in sein Zimmer. Eigentlich wollte er noch ein bisschen schreiben, aber es fehlte ihm sowohl die Konzentration als auch die Inspiration. Er betete, dass Michaels Operation gut verlaufen möge und er wieder gesund werden würde. In dieser Nacht konnte er nicht einschlafen, denn immer wieder machte er sich Gedanken um Michael. Was, wenn er die Operation nicht überleben würde.

Was soll ich nur ohne ihn machen? Einen so guten Trainer finde ich nie wieder!

Aber schließlich überkam ihn doch der Schlaf und seine Augen fielen zu.

Am nächsten Morgen stand er lustlos und sehr müde auf. Er aß nichts zum Frühstück, nahm seinen Schulranzen und ging in die Schule. Dort bekam er kaum etwas vom Unterricht mit, denn seine Gedanken waren stets bei Michael. Auch Claudia fiel sein verändertes Verhalten auf und so fragte sie ihn in der Pause, was ihm bedrücke. Tim erzählte ihr von dem Besuch bei Michael und dass er dort erfahren hätte, dass dieser schwer krank sei und operiert werden müsse. Claudia war zunächst sprachlos, umarmte ihn dann und tröstete ihn. »Sicher wird alles gut. Du musst nur fest daran glauben. Wir gehen heute wie immer ins Fitnessstudio, denn Michael würde es sicher so wollen!«

Doch auch Claudias Trost konnte ihn nicht aufmuntern und so ging er nach Schulschluss langsam und betrübt nach Hause. Seine Mutter musste ihn fast zwingen, eine Kleinigkeit zu essen. Nachdem er einige Bissen hinuntergewürgt hatte, begab er sich auf sein Zimmer, erledigte seine Hausaufgaben und fuhr dann zum Training. Claudia wartete schon und sie betraten das Studio. Alles fühlte sich heute so anders an, so einsam.

»Komm, lass uns anfangen!«, ermunterte ihn Claudia.

Obwohl Tim wie immer trainierte, machte er seine Übungen rein mechanisch und war mit seinen Gedanken stets bei Michael im Krankenhaus. Heute war er froh, als das Training zu Ende war, es hatte ihm keinen Spaß gemacht.

Zu Hause erwarteten ihn seine Eltern, die sehr traurig aussahen. Er befürchtete Schlimmes und fragte sie, ob alles in Ordnung sei. »Setze dich hin, Tim! Wir müssen dir etwas mitteilen.« Weiter brauchten sie gar nicht zu sprechen, ihr Gesichtsausdruck sagte alles.

»Er ist gestorben, oder?«, flüsterte Tim. Dann schmiss er seinen Rucksack in die Ecke und rannte auf sein Zimmer. Die Tränen kullerten über seine Wangen und er schluchzte. Nach einiger Zeit kam sein Vater ins Zimmer, wo er Tim weinend und zusammengerollt auf seinem Bett vorfand.

»Weine dich aus, Tim! Ich weiß, es ist sehr schlimm für dich, aber Michael wird in unserem Herzen stets weiterleben. Schaue nach vorne, denn Michael würde es so wollen!«, sprach ihm sein Vater Trost zu.

»Danke, Dad, dass du mich trösten willst, aber ich möchte jetzt einfach nur alleine sein. Ist das okay?«

Sein Vater nahm Tim in den Arm und verließ dann das Zimmer.

Obwohl es noch früh am Abend war, legte sich Tim ins Bett und schaltete das Licht aus. Er erinnerte sich an die Tage mit Michael: Seine ersten Joggingrunden, das regelmäßige Training, die geschenkten Kinokarten. Alles lief wie ein Film vor seinen Augen ab und dabei weinte er bitterlich. Er wollte die Tatsache, dass Michael tot war, einfach nicht akzeptieren.

Es war Samstag. Als Tim ins Wohnzimmer kam, gab ihm seine Mutter einen Brief.

»Für dich!«, sagte sie. Auf dem Umschlag stand

Für den Kleinen,
den zukünftigen Star und Fitnesstrainer, von Michael

Tim öffnete den Brief und fing an zu lesen

Hallo Kleiner,
diesen Brief habe ich schon vor einigen Tagen geschrieben. Wenn du ihn liest, bin ich leider nicht mehr bei euch, ich bin in einer anderen Welt. ABER keine Sorge, mir geht es gut. Ich kann mir vorstellen, dass du im Augenblick sehr traurig bist, aber das darfst du nicht. Du hast so viele gute Gründe, glücklich zu sein. Du hast eine tolle Familie, eine prima Freundin, du hast abgenommen und dein Ziel erreicht. Vor einigen Tagen habe ich gehört, dass du sogar ein Buch schreiben willst. Es wird bestimmt ein Erfolg. Ich hoffe, dass du auch in Zukunft deine Ziele erreichen wirst.

P.S. Bevor ich ins Krankenhaus gegangen bin, habe ich einen Jungen getroffen, der von mir trainiert werden wollte. Ich habe ihm deine Nummer gegeben und ihm gesagt, dass du genauso gut wärst wie ich und dass du ihn und anderen Jugendlichen helfen wirst. Mein Wunsch wäre es, dass du sein Trainer wirst. Du kannst das, weil du erkannt hast, dass alles möglich ist, wenn man will.

Liebe Grüße Michael

Grüße auch deine Familie und Claudia.

Während Tim das las, standen ihm die Tränen in den Augen. Er wollte zwar nicht weinen, aber es gelang ihm nicht. Er schluchzte noch leise vor sich hin, als plötzlich das Handy klingelte und ihm eine Nachricht anzeigte. Der Junge, von dem Michael in seinen Brief berichtet hatte, hatte ihm geschrieben. In höflichen Ton bat er Tim um ein Treffen. Tim verabredete sich mit dem Jungen für den frühen Abend im Fitnessstudio. Er informierte auch Claudia über den Termin, denn er wollte sie dabeihaben.

Nachdem er am Nachmittag sein eigenes Training absolviert und geduscht hatte, wartete er auf den Jungen. Pünktlich um 17:30 Uhr erschien dieser und stellte sich vor. »Ich bin Julian.«

»Hallo Julian, ich bin Tim. Schön, dass du pünktlich bist. Das zeigt, dass du die Zeit von anderen respektierst. Komm, lass uns reingehen und mit dem Training beginnen.«

Jetzt bist du dran

Tim hat es bereits geschafft, abzunehmen, jetzt bist du dran. Ich schrieb diese Geschichten und dieses Programm, um zu beweisen, dass alles machbar ist, wenn man wirklich will. Du musst dir sagen:

Ich will das! Ich schaffe das!

Was kannst du tun?

Du selbst entscheidest, ob du anfängst, regelmäßig Sport zu treiben und dein Leben zu ändern, oder ob du weiter auf der Couch liegst und von einer besseren Figur träumst. Sport verändert nicht nur dein Aussehen, sondern auch dein Selbstbewusstsein. Dieses ist wichtiger als alles andere, denn davon hängt es ab, wie dein weiteres Leben verläuft. Auch durch den kleinsten Erfolg, z. B. ein Kilo abnehmen oder zunehmen oder eine gute Note in der Schule, wächst dein Selbstbewusstsein.

Fange genau jetzt an, denn der Erfolg kommt nicht ohne dein Zutun. Lasse dich durch nichts und von niemandem aufhalten.

Viel Erfolg!

Diät

Egal, in welcher Phase du dich befindest, ob das Diät ist, Muskelaufbau oder Massephase, ausgewogene Ernährung ist der wichtigste Teil dieser Phasen.
Wenn du auf einer Diät bist, werden viele sagen, dass du sehr wenig essen darfst und sehr viel Sport treiben musst, was allerdings nicht stimmt, und das ist einer der häufigsten Fehler, die Leute machen. Wenn du auf einer Diät bist, kannst du ganz normal essen und ganz normal Sport treiben. Dabei musst du aber auf die Nährwerte und ihre Menge achten. Versuch so viel wie möglich auf gesättigte Fettsäuren und Zucker zu verzichten. Ernähre dich dabei proteinreich und ausgewogen, versuche, so viel wie möglich zu Hause zu kochen und mindestens vier Mal die Woche Sport zu machen. Was hier noch zu beachten ist, ist die Zeit.

Meiner Meinung nach sind das die besten Zeiten für's Essen:

Frühstück: 7:00 – 8:30 Uhr. Esse innerhalb von einer Stunde nach dem Aufstehen und nicht nach 10.00 Uhr.
Mittagessen: 12:30 – 14:00 Uhr. Esse nicht nach 16:00 Uhr. Der Abstand zwischen deinem Frühstück und Mittagessen sollte 4 Stunden betragen.
Abendessen: 18.00 - 19.30 Uhr. Nicht später als 22:00 Uhr. Die Mahlzeit muss drei Stunden vor dem Schlaf eingenommen werden. Je weniger du am Abend isst, desto besser ist es für deinen Körper, denn das Essen lagert sich in deinem Körper ein und du nimmst zu.

Nährstoffverteilung

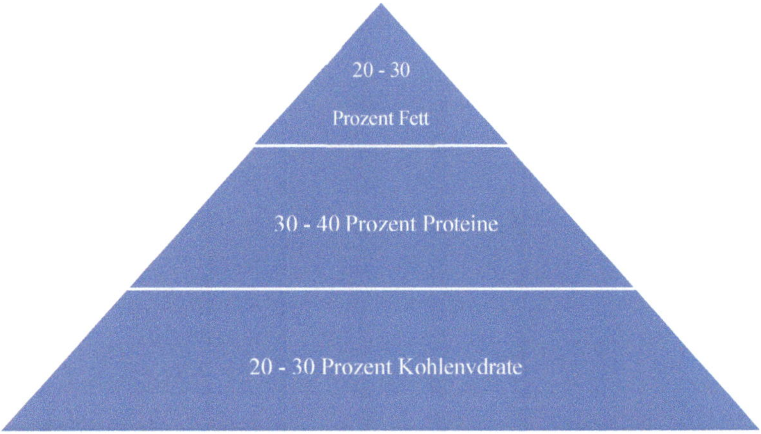

Wann und wie du erkennst, dass du eine Diät brauchst?

Viele Leute, auch die Kinder und Jugendlichen, fangen im sehr frühen Alter an, sich Sorgen über sich selbst und ihr Gewicht zu machen. Wenn sie ein Kilogramm mehr als gewünscht wiegen, fangen sie mit einer starken Diät an, essen viel zu wenig und treiben dabei sehr viel Sport, was auf keinen Fall gesund ist. Der Körper kann sich so nicht richtig entwickeln und die Kinder sehen später extrem schlank und unentwickelt aus, was später zu psychischen und physischen Erkrankungen führen kann.
Hier ist eine Formel für ein passendes Gewicht:

- Frauen: Körpergröße (in cm) – 110
- Männer: Körpergröße (in cm) – 100
  Beispiel:
- Männer: 170cm – 100 = 70kg
- Frauen: 165cm – 110 = 55kg

Dieses Gewicht muss aber nicht genau passen. Wenn du zwei bis fünf Kilo mehr wiegst, ist das nicht schlimm, doch wenn du mehr als neun Kilo als vorgegebenes Gewicht wiegst, wiegst du leider zu viel. Das heißt nicht, dass du sofort mit einer starken Diät starten musst oder 24/7 Sport treiben musst. Du musst dich regelmäßig bewegen und aufpassen, was du isst, denn Diät bedeutet nichts anderes als richtige Ernährungs- und Lebensweise. Mache vier bis sechs Mal die Woche Sport bzw. Kraftsport, denn durch den Kraftsport nimmst du ab und bringst dabei deinen Körper in Form. Am Tag solltest du zusätzlich noch ca. 8.000 Schritte machen. Was hier auch sehr wichtig ist, ist, dass du sehr viel Wasser trinkst, denn Wasser ist nötig für den Stoffwechsel und ein Bestandteil aller Körperzellen. Trinken wir zu wenig, schadet das allen unseren Organen. Außerdem brauchen wir ausreichend Flüssigkeit für unser Gehirn und unsere Nieren.

Diese Lebensmittel sind zum Beispiel reich an verschiedenen Vitaminen, haben ganz wenig Kalorien und sind hilfreich bei einer Diät:

Kalorienangaben	pro 100g
Gurken	16 kcal
Spinat	22 kcal
Blumenkohl	25 kcal
Paprika	25 kcal
Tomaten	18 kcal
Zucchini	17 kcal

Warum ist eine Diät gut und was erwartet dich in einer Diät?

Bei deiner Diät brauchst du Geduld. Es braucht Zeit, bis du abnimmst und die gewünschte Figur erreichst. Du wirst nach einem Tag keine Fortschritte merken, genauso wie nach dem zweiten oder dritten Tag, aber du darfst nicht aufgeben. Nach einem Monat wirst du ein tolles Ergebnis haben. Du wirst dich danach wohler und selbstbewusster fühlen, du passt in deine Klamotten und du siehst vor allem gut aus. Nach einiger Zeit wirst du dich auch daran gewöhnen, vier bis sechs Mal die Woche Sport zu machen, fast jeden Tag zu kochen, dich gesund zu ernähren, drei Liter Wasser am Tag zu trinken usw. Nach ca. zwei Monaten deiner Diät werden diese Dinge zur Gewohnheit und dein Leben wird ganz anders aussehen. Wie ich es schon vorher erwähnt habe, werden viele sagen: „Das darfst du nicht essen!“, „kein Abendessen für dich!“, „du wirst nie abnehmen“ usw. Du darfst aber nicht auf diese Leute hören. Eine Diät ist ein Prozess, eine richtige Herausforderung, und Leute, die nie auf einer Diät waren, können es nicht wissen. 100g klingt nicht so viel, aber wenn du jeden Tag 100g abnimmst, hast du in einem Monat 3000g bzw. 3kg abgenommen, was ein sehr krasser Erfolg ist. Stelle dich jeden Morgen vor den Spiegel und sage:
„Ich schaffe das. Ich ziehe es durch!“ Nur so bleibst du dran und ziehst weiter durch.

Für den maximalen Erfolg

Kaloriendefizit

Ist ein Kaloriendefizit so wichtig?

Kaloriendefizit ist der wichtigste Teil deiner Diät, denn ohne ein Kaloriendefizit kannst du nicht abnehmen. Du musst ein Kaloriendefizit haben, um erfolgreich abnehmen zu können. Wenn deinem Körper weniger Kalorien zugeführt werden, als er verbraucht, spricht man von einem Kaloriendefizit.

Falls du schnell abnehmen möchtest und knapp 1kg pro Wochen abnehmen möchtest, brauchst du ein Kaloriendefizit von 7.000 kcal wöchentlich. Das entspricht 1.000 kcal pro Tag.

Falls du aber etwa gesünder abnehmen möchtest, solltest du 300 bis 500kcal pro Tag einsparen. Mit dieser Methode solltest du pro Woche 0,5kg abnehmen.
Wichtig: Nach einer gewissen Zeit solltest du dein Kaloriendefizit natürlich verringern!

Wozu ist das Kaloriendefizit so wichtig?

Jeder von uns verbraucht eine bestimmte Menge an Kalorien über den Tag und diese Menge sollten wir wieder durch Ernährung auffüllen. Und genau deshalb ist der Energiebedarf da.

Der Energiebedarf wird in Kalorien und Kilojoule angegeben. Der Energiebedarf ist einfach eine Energie, die über den Tag hinaus benötigt wird, um deinen Körper mit Energie zu versorgen. Er setzt sich aus dem Grundumsatz und dem Leistungsumsatz zusammen. Der Energiebedarf hängt von dem

Alter, Geschlecht und Gewicht ab und senkt nach einer gewissen Zeit.
Grundumsatz: Man spricht von einem Grundumsatz, wenn dein Körper die Kalorien innerhalb von 24 Stunden in einem Ruhezustand für alle wichtigen Prozesse braucht. Zum Beispiel Herzschlag, Lesen, Denken, Muskeltätigkeit, Atmung etc.

Leistungsumsatz (oder auch PAL – Wert genannt). Dabei handelt es sich um eine Energie, die dein Körper noch zusätzlich für körperliche Aktivitäten benutzt.

Formel für den Grundumsatz:

- Körpergewicht (in kg) x 24 Stunden
- Beispiel:
- Mann: 65g x 24= 1.560kcal
- Frau: 55kg x 24= 1.320kcal

Formel für den Leistungsumsatz: Der Leistungsumsatz ändert sich je nachdem, wie aktiv du über den Tag bist. Zum Beispiel, wer im Sitzen arbeitet, eher Auto, Bus oder Bahn fährt und nicht besonders sportlich ist, hat einen PAL-Wert von 1,4. Wer sich dagegen viel bewegt und z. B. Fahrrad fährt, und regelmäßig Sport macht (eins bis zwei Stunden täglich) hat einen PAL-Wert von 1,7.
Formel für den Energiebedarf: Grundumsatz x PAL-Wert
Beispiele:

- Mann (nicht aktiv): 1.560 x 1,4= 2.352kcal
- Mann (aktiv): 1.560 x 1,7= 2.652kcal
- Frau (nicht aktiv): 1.320 x 1,4= 1.848kcal
- Frau (aktiv): 1.320 x 1,7= 2.244kcal

Ausrechnen des Kaloriendefizits:
Bespiel:

- Mann (aktiv): 2.652 - 500 = 2.152 kcal
- Frau (aktiv): 2.244 - 500 = 1.744 kcal

Und nun hast du deinen täglichen Energiebedarf ausgerechnet.

Ernährung in einer Diät

Alle Nährwerte einfach erklärt

Hier findest du auch deine individuelle Zufuhr, also wie viel am Tag Makronährstoffe und Kalorien du zu dir nehmen solltest.

Kalorien und Kilojoule

Was sind Kalorien und Kilojoule?

Kalorie ist eine Einheit, mit der die Energie in Lebensmitteln gemessen wird. Ihre Abkürzung lautet: kcal
Kilojoule ist auch eine Maßeinheit für Energie bzw. den Energiebedarf des Menschen und ihre Abkürzung ist kJ. 1 kcal=4,18 kJ
Wir brauchen diese Energie, um funktionieren zu können. Dazu kommen noch verschiedene Vorgänge wie z. B.:

- Wachstum
- Regulation der Körperwärme
- Stoffwechseltätigkeit
- Bewegung und Verdauung
- Um- und Neubildung von Körpergewebe

Woher kommt diese Energie?

Diese Energie beziehen wir aus der Nahrung und enthaltenden Nährstoffen, wie z. B. Kohlenhydrate, Eiweiße und Fette.
Nährstoffe und ihre Mengen an Energie:
1g Kohlenhydrate=4,1 kcal

1g Protein=4,1 kcal
1g Fett=9,3 kcal

Fett

Sollte man das Fett vermeiden?

Auf keinen Fall! Die Fette sind für uns absolut lebensnotwendig, denn sie liefern dem Körper Energie und versorgt ihn mit den wichtigen Fettsäuren. Ca. 30 Prozent Fett solltest du täglich zu dir nehmen. Es muss aber nicht sein, der Fettgehalt kann unter bestimmten Lebenssituationen höher sein, wie z. B. bei Kleinkindern, Säuglingen und Menschen mit hoher körperlicher Aktivität. Es gibt aber verschiedene Fettsäuren, einmal gesättigte Fettsäuren und einmal ungesättigte Fettsäuren.

Gesättigte und ungesättigte Fettsäuren

Gesättigte Fettsäuren sind nicht essenziell. Der Körper kann sie selbst aus den anderen Nahrungsinhaltsstoffen herstellen wie z. B. aus Zucker und Eiweiß. Die gesättigten Fettsäuren sollen unter zehn Prozent der täglichen Energiezufuhr ausmachen, da sie sich auf die Blutfettwerte negativ auswirken können.

Bei einer Diät und generell für deinen Körper sind ungesättigte Fettsäuren, Omega 3, Omega 6 und Omega 9 besonders wichtig. Sie zählen zu den mehrfach ungesättigten Fettsäuren und sind essenziell. Sie sollen täglich mit der Nahrung aufgenommen werden, denn sie können vom Körper nicht selbst aufgebaut werden. Sie senken das Risiko für Bluthochdruck, Fettstoffwechselstörungen und Herzkrankheiten.

Wie erhältst du eine passende Menge?

Formel für die perfekte Menge am Tag:
Körpergewicht (in kg) x 1

Die Menge ändert sich je nachdem, in welcher Phase du dich befindest
Beispiel in einer Diät: 80 x 0,8 (evtl. 0,9)= 64g (72g)

Lebensmittel mit ungesättigten Fettsäuren:

Omega 3	**Omega 6**	**Omega 9**
Thunfisch	Sonnenblumenkern Öl	Rapsöl
Lachs	Geflügel	Olivenöl
Spinat	Käse	
Avocado	Butter	
Nüsse und Samen	Eier	

Kohlenhydrate

Sind Kohlenhydrate in einer Diät wirklich so ungesund?

Kohlenhydrate sind organische Verbindungen, die zu den Nährwertstoffen gehören. Sie werden in Einfach-, Zweifach-, Mehrfach- und Vielfachzucker eingeteilt.

Einfach –und Zweifachzucker sind in Milchprodukten und Früchten enthalten. Mehrfach- und Vielfachzucker in Vollkornbrot, Haferflocken und Kartoffeln.

Außerdem sind Kohlenhydrate wichtig für deine Muskeln und dein Gehirn.

Wie erhältst du eine passende Menge?

Formel für die tägliche Zufuhr in einer Diät:
Körpergewicht (in kg) x 2,5g Beispiel: 80 x 2,5= 200g

Gut zu wissen: In einer Diät sind Kohlenhydrate nicht so wichtig und es ist auch nicht schlimm, wenn du deinen täglichen Bedarf nicht deckst. Das heißt, wir rechnen hier 100 – unseren täglichen Bedarf.

Beispiel:
270g – 100 = 170g

Die besten Kohlenhydratquellen:

- Reis
- Haferflocken
- Kartoffeln
- Obst
- Vollkornbrot

Ballaststoffe

Ballaststoffe sind einfach nur unverdauliche Nahrungsbestandteile. Im Körper wirken sie sich positiv auf die Verdauung und die Darmflora aus. Ballaststoffe kommen in Getreiden, Obst und Gemüse vor und sind in einer gesunden Ernährung unverzichtbar.
Die tägliche Menge liegt bei 30g.

Für was sind Ballaststoffe gut?

- Für ein langes Sättigungsgefühl
- Für den Blutzuckerspiegel und Insulinstoffwechsel
- Für die Darmtätigkeit und Verdauung

  Die besten Ballaststoffquellen:
- Leinsamen
- Vollkornprodukte
- Hülsenprodukte
- Gemüse

Zucker

Was ist eigentlich Zucker und ist er so schädlich?

Zu viel Zucker ist auf keinen Fall gesund. Der schadet unseren Zähnen und ist in großen Mengen für unsere Gesundheit bedenklich. Zucker ist auch ein Beiträger von Fettbildung. Allerdings kannst du ein wenig Zucker jederzeit zu dir nehmen, denn der Zucker ist für das Gehirn absolut lebensnotwendig. In der Form von Glukose versorgt er unser zentrales Denkorgan mit Energie.

Wie viel ist gesund?

Mit der Menge solltest du aber nicht übertreiben. Empfohlen sind von 25 bis 30 Gramm täglich.
Diese Zuckerarme Snacks kannst du dir beispielsweise gönnen:

- Bueno
- Kinderei
- Kinderriegel
- Banane
- Snickers

Eiweiß

Wie wichtig ist Eiweiß?

Eiweiße gehören zu den Hauptnährstoffen, die der Körper braucht, um optimal funktionieren zu können. Es sorgt für ein Sättigungsgefühl, während Kohlenhydrate nach sehr kurzer Zeit ein Hungergefühl erzeugen. Deshalb ist es wichtig, dass du bei einer Diät, auch bei den Muskelaufbaumahlzeiten, mit viel Eiweiß kochst. Dein Körper braucht Proteine für den Muskelaufbau, die Erneuerung von Körperzellen und das Wachstum.
Sie müssen über die Nahrung zugeführt werden, da sie der Organismus nicht selbst bilden kann.
Wie erhältst du eine perfekte Menge?

Formel:

Körpergewicht (in kg) x 1,5g

Beispiel in einer Diät: 80 x 1,5= 120g

Die besten Proteinquellen:

- Fleisch
- Fisch
- Milchprodukte
- Hülsenfrüchte
- Eier

Wichtig: Ohne Proteine kann in deinem Körper nichts funktionieren

Makronährstoffe sind nichts anderes als Kohlenhydrate, Fette und Eiweiße. Sie fungieren als Energielieferanten. Deshalb solltest du sie täglich konsumieren und auf keinen Fall vermeiden.
Bespiele: Obst und Gemüse
Milchprodukte, Getreide, Kartoffeln, Hülsenfrüchte

Egal, in welcher Phase du dich befindest, Makronährstoffe sind unverzichtbar, denn sie unterstützen deinen Muskelaufbau und sind für den Körper essenziell:
Kohlenhydrate wie Vollkornnudeln, Reis, Mais, Gemüse, Obst und Haferflocken.

Bei Fetten geht es wieder um gesunde Fette, also ungesättigte Fettsäuren, das entspricht Omega-3- und Omega-6-Fettsäuren.

Eiweiße sind der wichtigste Nährstoff bei beiden Phasen. Sie versorgen unseren Körper mit essenziellen Aminosäuren, die der Körper für den Aufbau von Muskeln, Organe, Haut etc. braucht.

Bei Mikronährstoffen handelt es sich einfach um verschiedene Vitamine und Mineralstoffe. Im Gegensatz zu den Makros werden sie in geringeren Mengen benötigt. Jedoch sind sie für uns essenziell und gesund. Durch sie bleibst du 100% fit und gesund.

Die wichtigsten Mineralstoffe:

- Kalzium
- Eisen
- Essenzielle Fettsäuren
- Vitamin C
- Vitamin B12
- Vitamin D
- Vitamin K
- Eisen
- Zink

Diese Mineralstoffe kannst du auch in Form von Supplementen zu dir nehmen.

Wie du es wahrscheinlich schon bereits weißt, falsche Ernährung ist der häufigste Grund, warum Menschen ihre

Traumfigur nicht erreichen oder in ihrem Prozess keine Fortschritte machen bzw. merken.
Doch was bedeutet eine ausgewogene Ernährung?

Auf die Nährwerte achten

- Jetzt weißt du bereits alles über die Nährwerte, deine passende Menge, welche gesund sind und welche eher nicht. Also achte darauf, dass du deinen Energiebedarf mit den richtigen Lebensmitteln deckst und dass du die ungesunden Nährwerte vermeidest, wie z. B. gesättigte Fettsäuren

Jeden Tag genügend Obst und Gemüse zu sich nehmen.

- Obst und Gemüse sind für uns absolut lebensnotwendig. Sie sind gesund und versorgen unseren Körper mit verschiedenen Vitaminen. Außerdem halten sie uns fit Empfohlen sind täglich 100 bis 200g Obst. Da im Obst viel Fruchtzucker enthalten ist, solltest du die Menge nicht überschreiten, denn sonst steigt dein Blutzuckerspiegel.
- Täglich 400 – 500g Gemüse

Abwechslungsreich

- Abwechslungsreich bedeutet nichts anderes als vielfältige Lebensmittelauswahl. Diese besteht aus Obst, Gemüse, Fisch, Milchprodukte und Vollkorngetreide. Eine abwechslungsreiche Ernährung ist sehr wichtig, denn sie

hat viele Vorteile, wie beispielsweise eine mineralstoff- und ballaststoffreiche Ernährung
- Außerdem ist sie beim Abnehmen sehr hilfreich

Vitamine

Vitamine helfen nicht viel bei einer Diät, doch unser Organismus benötigt sie für lebenswichtige Funktionen. Vitamine sind für uns lebensnotwendig und müssen deshalb täglich aufgenommen werden

Vitamin	Gesund für	Enthalten in
A	Die Zellen, Haut und Sehkraft	Eigelb, Leber, Butter und Süßkartoffeln
C	die Knochen, Zähne und Kalziumaufnahme	Gemüse
D	Knochen	Eiern, Fischen, Milchprodukten und Getreiden
E	das Gehirn und schützt die Körperzellen	Nüssen, Samenund grünem Gemüse
K	die Blutgerinnung und Knochenzellen	Grünem Gemüse
B12	den Energiestoffwechsel und die Blutzellen	Fleisch, Milchprodukten und tierischen Lebensmitteln
Kalzium	die Haut und Knochen. Für das Herz und es hilft gegen Krämpfe	Milchprodukten und Mineralwasser

Auf nichts verzichten

Bei einer Diät darfst du und musst du auf nichts verzichten, auch wenn es viele sagen werden. Kalorien, Fette, Zucker, Kohlenhydrate, all diese Nährstoffe braucht unser Körper, um normal funktionieren zu können. Was du aber machen kannst, ist, anstatt normaler Pasta Vollkornpasta nehmen, anstatt Müsli Haferflocken und anstatt Weißbrot Vollkornbrot. Es ist wichtig, dass du dich mit den richtigen Lebensmitteln satt isst!

Warum gesunde und ausgewogene Ernährung wichtig ist

Es geht nicht nur um Sport und gutes Aussehen!

Jetzt weißt du, was man unter einer ausgewogenen Ernährung versteht, und nun erkläre ich dir, warum sie so wichtig ist.

Wenn man gesunde Ernährung sagt, denken viele an Aussehen und eine gute Figur, doch wenige an die Gesundheit. Eine gesunde und ausgewogene Ernährung beeinflusst eine gute Figur, das stimmt, aber durch diese Ernährungsweise fühlst du dich besser, bist gesünder und deine Stimmung wird positiv beeinflusst. Sie versorgt auch deinen ganzen Körper mit allen lebensnotwendigen Substanzen und Nährstoffen.

Ein weiterer Grund ist, dass man mehr Energie hat und weniger krank wird. Man schläft besser und wie du wahrscheinlich schon weißt, ausreichend Schlaf ist für deinen Körper enorm wichtig.

Wie funktioniert eine gesunde und ausgewogener Ernährung?

Konsumiere keine industriell verarbeiteten Lebensmittel.

Diese Lebensmittel wurden bereits in der Industrie verarbeitet und genau das macht sie so ungesund. Sie enthalten viel Fett, Kohlenhydrate, Kalorien, doch ganz wenig Eiweiß.

Verbiete dir nichts

Man sollte bei einer Diät auf nichts verzichten, doch man sollte auf die Menge aufpassen, z. B., dass man täglich 30g Zucker nicht überschreiten sollte und dass man eher Vollkornprodukte anstatt Weißmehlprodukte konsumieren sollte.

Iss dich satt und hungere nicht

Viele Leute denken, dass man, wenn man auf Diät ist, oft hungern muss, aber das stimmt nicht. Du musst nur wissen, welche Lebensmittel erlaubt sind, denn manche Lebensmittel haben ein sehr hohes bzw. niedriges Volumen.

Voluminöse Lebensmittel

Voluminöse Lebensmittel sind Lebensmittel, die viel Raum in unserem Magen einnehmen. In den meisten Fällen sind voluminöse Lebensmittel arm an Kalorien. Sie sind auch ballaststoffreich, das heißt, sie sorgen für ein Sättigungsgefühl. Lebensmittel mit hohem Volumen:

- Vollkornprodukte
- Gemüse
- Suppen
- Salat
- Wasser

Lebensmittel mit wenig Volumen

Neben voluminösen Lebensmitteln gibt es auch Lebensmittel mit niedrigem Volumen. Diese Lebensmittel füllen nicht unseren Magen und erzeugen nach sehr kurzer Zeit ein erneutes Hungergefühl. Außerdem sind sie reich an Kalorien Beispiel:

In den meisten Fällen sind das Weißmehlprodukte.

Verzichten und vermeiden

Hier erfährst du, warum du in einer Diät auf nichts verzichten sollst und dass es sehr ungesund sein kann

In einer Diät verzichten viele Leute auf verschiedene Lebensmittel und Nährstoffe, da sie sie für ungesund halten. Dabei wissen sie nicht, dass der Verzicht viel ungesünder ist als diese Lebensmittel und Nährstoffe selbst.

Es gibt einen großen Unterschied zwischen Verzichten und Vermeiden.

In einer Diät mit Kraftsport solltest du auf nichts verzichten. Durch den Verzicht führst du deinem Körper wenige Mikro- und Makronährstoffe zu und das ist gar nicht gesund. Wie es oben schon erwähnt wurde, die ungesättigten Fettsäuren und Vitamine sind lebensnotwendig und sie müssen durch bestimmte Lebensmittel aufgenommen werden, da sie der Körper nicht selbst herstellen kann.

Vermeiden ist dagegen viel besser, gesünder und für deine Gesundheit unbedenklich. Um erfolgreich abzunehmen, sollte man Zucker und gesättigte Fettsäuren vermeiden bzw. Lebensmittel verzehren, die wenig Zucker und gesättigte Fettsäuren enthalten.

Lebensmittel, die man im Alltag vermeiden sollte/könnte

- Weißbrot
- Frittiertes
- Säfte
- Pizza
- Weißmehl-Produkte

Vollkornprodukte

Nun erkläre ich dir alles, was du über Vollkornprodukte wissen musst und warum sie sinnvoller sind.

Du hast bestimmt schon mal oder vielleicht auch mehrmals gehört, dass in einer Diät Vollkornprodukte sinnvoller und gesünder sind als Weißmehlprodukte. Und das ist richtig!

Vollkornprodukte enthalten einen höheren Nährstoffanteil. Im Gegensatz zu Weißmehl enthält Vollkornmehl mehr Ballaststoffe und alle wichtigen Mineralstoffe, also Magnesium, Kalzium, Vitamin B1, Vitamin C etc. Vollkorngetreide beispielsweise halten uns lange satt, versorgen unseren Körper mit gesunden Nährstoffen und senken das Risiko für viele Erkrankungen.

Wie der Name es schon sagt, werden Vollkornprodukte aus Korn hergestellt, Keim, Schale, Roggen, Weizen, Dinkel und ähnlichen Körnern.

Im Gegensatz dazu werden Keim und Schale bei der Produktion von Weißmehl entfernt.

Unterschiede zwischen Vollkorn- und Weißmehl

Jedes Mehl enthält zweikettige Kohlenhydrate, einmal kurzkettige und einmal langkettige Kohlenhydrate. Weißmehl enthält kurzkettige Kohlenhydrate. Das heißt, sie werden schnell zu Zucker abgebaut und gelangen schnell ins Blut. Sie werden auch „leere Kalorien“ genannt.

Vollkorn hingegen besteht aus langkettigen Kohlenhydraten. Diese werden im Gegensatz zu kurzkettigen Kohlenhydraten langsamer verarbeitet. Dadurch steigt der Blutzuckerspiegel langsamer an und man ist länger satt.

Wie erkennt man ein Vollkornprodukt?

Sei vorsichtig, denn nicht alles, was nach Vollkorn aussieht, ist auch Vollkorn. Meistens erkennst du es aufgrund der dunkleren Farbe, aber es muss nicht immer sein.
Vollkorn ist es nur wenn:

- es als solches deklariert ist
- die Kruste eher graubraun ist
- das Produkt aus mind. 90% aus Vollkorn besteht und auf der Zutatenliste Vollkornmehl steht
- der Daumentest passt, sprich, der Teig muss schön saftig aussehen und nach dem Eindrücken direkt zurückfedern. Brote aus Weißmehl bleiben hingegen eingedrückt

Weißmehl ist hin und wieder kein Problem, da es nicht komplett ungesund ist. Und Vollkorn ist gesünder, ja, das stimmt. Es ist gut für die Verdauung und hält uns fit und satt. Vollkorn kann aber auch Nachteile haben, wie z. B. Verstopfung und Bauchkrämpfe. Deshalb solltest du Vollkornprodukte nicht bei jeder Mahlzeit konsumieren.

Tipp:
Falls du oft Weißmehlprodukte konsumiert hast und jetzt mit Vollkornprodukten anfangen willst, würde ich dir empfehlen, langsam anzufangen und die Vollkornprodukte nicht in großen Mengen zu konsumieren. So kann sich dein Körper langsam und sicher daran gewöhnen.

Alternativen
Zum Frühstück wäre ein Vollkornbrot eine perfekte Alternative. Zum Beispiel „Omlette-Sandwich".

Zum Mittagessen kannst du dir immerhin eine Scheibe gönnen. Es ist in diesem Fall nicht schlimm, aber wenn du beispielsweise Hühnchen hast oder Fisch, würde ich dir anstatt Brot gekochte Kartoffeln empfehlen.

Zum Abendessen würde ich irgendwelches Brot auf jeden Fall auslassen.

Light-Produkte

Sind Light-Produkte wirklich hilfreich?
Light-Produkte, wie der Name es schon sagt, sind Produkte, bei denen der Nährstoffanteil reduziert wird. In einer Diät sind Light-Produkte sehr hilfreich, denn sie suggerieren eine kalorienreduzierte Ernährung.

Sind Light-Produkte eigentlich gesund?
In diesen Produkten werden nicht nur Fette, Zucker, Kalorien und Kohlenhydrate reduziert, sondern auch Vitamine und ungesättigte Fettsäuren. Das heißt, unser Körper kann

sie schlechter aufnehmen. Was diese Produkte noch ungesund macht, sind zusätzliche Ersatzstoffe wie z. B. andere Kohlenhydrate, Fruchtzucker und Sirupe.

Sollte ich Light-Produkte konsumieren?
Light-Produkte sind nicht nur hilfreich, sondern auch sehr sinnvoll. Du solltest sie auf jeden Fall konsumieren, dennoch nicht bei allen Mahlzeiten. Beim Mittag- und Abendessen wären sie sinnvoll. Zum Frühstück zum Beispiel nicht, weil du da durch bestimmte Lebensmittel so viel Energie, Eiweiße und Kohlenhydrate wie möglich für den Tag zu dir nehmen solltest.

Wie oft solltest du Light-Produkte am Tag konsumieren und warum?
Da Light-Produkte nicht die gesündesten sind, solltest du sie, wie oben schon erwähnt, bis zwei Mal pro Tag konsumieren. So führst du genügend Mikro- und Makronährstoffe deinem Körper zu, die er braucht. Wenn du eine Mahlzeit mit z. B. fünf Zutaten zubereitest, schaue immer, dass zwei davon light sind.

Ketchup	Ketchup – Light
Nährwerte pro 100g	Nährwerte pro 100g
Energie 435 kJ / 102 kcal	Energie 305 kJ / 72 kcal
Fett 0,1g	Fett 0,5g
Kohlenhydrate 23,2	Kohlenhydrate 13,9g
Zucker 22,8	Zucker 13,8g
Eiweiß 1,2	Eiweiß 2,3g
Salz 1,8	Salz 1,5g

Cremefine	Cremefine – Light
Nährwerte pro 100g	Nährwerte pro 100g
Energie 620 kJ / 150 kcal	Energie 370 kJ / 90 kcal
Fett 15g	Fett 7g
Kohlenhydrate 2,4g	Kohlenhydrate 4,5g
Zucker 1,3g	Zucker 2,5g
Eiweiß 0,8g	Eiweiß 1g
Salz 0,2g	Salz 0,1g

Käse (z. B. Fetakäse)	Käse (z. B. Fetakäse – Light)
Nährwerte pro 100g	Nährwerte pro 100g
Energie 1123kJ / 271 kcal	Energie 831 kJ / 199 kcal
Fett 23g	Fett 13g
Kohlenhydrate 0g	Kohlenhydrate 0,6g
Zucker 0g	Zucker 0,6g
Eiweiß 16g	Eiweiß 20g
Salz 2,3g	Salz 2,3g

Getränke (z. B. Cola)	Getränke (z. B. Cola – Zero)
Nährwerte pro 100ml	Nährwerte pro 100ml
Energie 180 kJ / 42 kcal	Energie 0,9 kJ / 0,2 kcal
Fett 0g	Fett 0g
Kohlenhydrate 10,6g	Kohlenhydrate 0g
Zucker 10,6g	Zucker 0g
Eiweiß 0g	Eiweiß 0g
Salz 0g	Salz 0,2g

Ernährung in der Schule und Arbeit

Auch hier ist die richtige und gesunde Ernährung möglich!

Viele denken, dass sie sich in der Schule oder Arbeit nicht richtig ernähren können, weshalb sie es auch nie schaffen, abzunehmen oder zuzunehmen. Und das ist die häufigste Ausrede bzw. der häufigste Grund, warum deine Diät oder Massephase nicht funktionieren.

Meal to go

Meal to go oder, übersetzt, Mahlzeit zu gehen. Diese Mahlzeiten kannst du überall hin und immer mitnehmen. Sie sollen schnell zubereitet sein und du kannst sie sowohl in der Schule als auch bei der Arbeit essen. Die Zubereitung, wie eben gesagt, soll schnell gehen und kann am Abend davor oder in der Früh vor der Schule bzw. Arbeit stattfinden.

Beachte folgende Punkte bei deiner Zubereitung

- Bereite etwas zu, was du auch kalt essen kannst, da dir in der Schule keine Mikrowelle zur Verfügung steht
- Pass auf die Menge auf. Jeder von uns hat einen bestimmten Energiebedarf, egal, in welcher Phase man sich befindet. Deshalb solltest du in diesen sechs Stunden, die du in der Schule verbringst, 1/3 deines Energiebedarfs decken. Falls du länger bleibest, dann natürlich 1,5 – 2/3. Bei der Arbeit gilt das Gleiche!
- Plane schon am Vortag bzw. Vorabend, was du essen willst, sodass du dann am nächsten Tag keinen Stress hast. Ich würde dir empfehlen immer am Vorabend

etwas zu kochen, so hast du dann in der Früh keinen Stress und kannst vielleicht auch länger im Bett bleiben

Hier sind Lebensmittel, die du unbedingt für ein „Meal to go" haben solltest:

- Skyr
- Magerquark
- Haferflocken
- Milch
- Obst
- Gemüse
- Nudeln

Snacks

Snacks sind perfekt zu einem „Meal to go" geeignet und in einer ausgewogenen Ernährung enorm wichtig. Viele Menschen verstehen unter Snacks Süßigkeiten oder kaufen sich auch nebenbei Döner und Ähnliches. Snacks sind aber etwas ganz anderes. Sie dienen dazu, zwischen den Mahlzeiten etwas Optimales und Gesundes zu dir zu nehmen.

Hier sind ein paar gute Snacks, die du in jedem Supermarkt kaufen kannst. Diese kannst du dir in der Schule, Arbeit und auch unterwegs gönnen:

- Skyr
- Magerquark
- Proteinriegel
- Kochschinken
- Banane und Äpfel
- Reis- oder Maiswaffeln
- Honig

- Nüsse (z. B. Walnüsse, Leinsamen, Mandeln etc.)
- Naturjoghurt
- Studentenfutter

Supplemente

Die zwei bekanntesten Supplemente

Supplemente sind Ergänzungen der Nahrung und ergänzende Aufnahme von bestimmten Nährstoffen. Das heißt, die Supplemente sind sinnvoll, wenn du auf deinen täglichen Bedarf an Nährstoffen über die Nahrung nicht kommst. Das kann bei Veganern der Fall sein, da sich die wichtigsten Nährstoffe in tierischen Produkten befinden.

Wichtig: Die Supplemente sollen wirklich deine Ernährung ergänzen und auf keinen Fall ersetzen!

Supplemente, die dir bei der Diät und dem Muskelaufbau helfen:

- Kreatin
- Proteinpulver

Kreatin

Eines der besten Supplemente ist Kreatin. Kreatin wird in Form eines weißen Pulvers oder Kapseln verkauft und führt zu einem schnelleren Muskelaufbau und zu Steigerung der Maximalkraft. Durch Kreatin sind höhere Trainingsintensitäten möglich. Eine tägliche Menge von 3g bis 5g ist ausreichend und gesundheitlich unbedenklich. Wer Kreatin im Rahmen eines Krafttrainingsplans einsetzt, sollte die Einnahme nach einer gewissen Zeit natürlich aussetzen.

Im Körper wird Kreatin in der Leber, den Nieren und der Bauchspeicheldrüse produziert.

Zusätzlich kann Kreatin auch über die Nahrung aufgenommen werden. Leider sind Veganer und Vegetarier hier wieder im Nachteil, denn Kreatin kommt vor allem im Muskelgewebe von Tieren, also Fleisch und Fisch vor.

Natürliche Kreatin-Quellen sind zum Beispiel:

Hering	0,8g / 100g
Schweinefleisch	0,5g / 100g
Rindfleisch	0,5g / 100g
Lachs	0,5g / 100g
Thunfisch	0,6g / 100g

Proteinpulver

Proteinpulver (Whey-Protein) ist ideal für alle, die Muskeln aufbauen wollen. Mit einem Shake erhöhst du deine tägliche Proteinzufuhr schnell und unkompliziert. Gleichzeitig bekommt dein Körper auch noch Kohlenhydrate und Kalorien und damit neue Energie. Du solltest aber nicht 24/7 Whey-Proteinshakes trinken, denn durch den regelmäßigen Verbrauch von Whey Protein können Nebenwirkungen wie Akne oder Müdigkeit entstehen.

Du fragst dich jetzt bestimmt, ob Proteinpulver wirklich gesund ist und ob du es zu dir nehmen solltest ...

Proteinpulver ist bei einem regelmäßigen Training (vier bis sechs Mal pro Woche) gesund. Doch bei einem normalen Training, zwei bis drei Mal pro Woche ist das Proteinpulver einfach nur unnötig. Wenn du zwei bis drei Mal die Woche

Sport machst, würde ich an deiner Stelle bei natürlichen Proteinquellen wie z. B. Banane, Skyr, Spinat usw. bleiben. Man kann natürlich auch ohne Proteinpulver zunehmen. Falls du ohne Proteinpulver zunehmen willst, musst du Geduld haben und deinen Energiebedarf komplett decken.

Wann sollte man Proteinpulver und Kreatin nehmen?

Du weißt bereits alles über Kreatin und Proteinpulver, aber wann sollte man es zu sich nehmen?

Proteinpulver ist ein Pulver, das dich satt macht und dir bei deiner Kalorien- und Eiweißzufuhr helfen soll. Empfohlen sind an den Trainingstagen eine Portion direkt nach dem Aufstehen und eine Portion nach dem Training, sprich 2 x 15g. An trainingsfreien Tagen ist eine Portion direkt nach dem Aufstehen empfohlen, 25g. Über den Tag hinweg solltest du bei den proteinreichen Lebensmitteln bleiben.

Kreatin ist pure Energie. Das heißt, es führt zu einem sehr schnellen Muskelaufbau und zur Steigerung deiner Maximalkraft. Kreatin sollte man zu sich nehmen, wenn der Körper in kurzer Zeit in die Energiebereitstellung wechseln muss. Ob die Einnahme vor oder nach dem Training stattfindet, ist es komplett egal. Auch hier bei einem normalen Training, zwei bis drei Mal pro Woche, ist Kreatin unnötig.

Welche Supplemente sollte man noch zusätzlich zu sich nehmen?

Neben Kreatin und Proteinpulver gibt es noch andere Supplemente, die dir beim Training helfen und deine Gesundheit unterstützen:

- Magnesium
- Beta-Alanin
- Zink
- L-Arginin
- Glutamin

Magnesium ist wichtig für dein Herz, deine Muskeln und deine Nerven. Nach einem Workout hilft es deinen Muskeln beim Entspannen. Dein Körper braucht es für die Eiweißsynthese, für die Funktion der Muskeln und des Herzens, den Aufbau der Knochen und für die Blutdruckregulation. Empfohlen sind 350 bis 400 Milligramm in Form von Nahrungsergänzung.

Beta-Alanin wird genauso wie Kreatin in Form von Pulver oder Kapseln verkauft. Im Gegensatz zu Magnesium hilft es dir beim Muskelaufbau und erhöht deine Trainingsintensitäten. Dabei handelt es sich um eine Aminosäure, die für uns allerdings nicht essenziell ist. Die erwünschte Menge liegt bei 3 bis 5g täglich. Auch hier ist es egal, ob die Einnahme vor oder nach dem Training stattfindet. Die Einnahme kann auch zwischen den Mahlzeiten stattfinden. An den trainingsfreien Tagen sind zwei Gramm verteilt auf zwei Portionen empfohlen.

Natürliche Beta-Alanin Quellen:

Schweinefleisch	1403mg / 100g
Sojabohnen	540mg / 100g
Hühnerfleisch	1439mg / 100g
Linsen	424mg / 100g

Zink ist ein wichtiges Supplement und gleichzeitig lebenswichtiger Mikronährstoff. Es wird oft für die Verbesserung vom Muskelaufbau und von der Regeneration aufgenommen. Am besten mit Wasser. In Form von Supplementen solltest du aber 2,25mg nicht überschreiten, da das Zink noch in Lebensmitteln einberechnet wird. Schweine-, Rindfleisch, Fisch, Milch, Käse und Eier sind die besten Lieferanten. Die Einnahme findet sehr oft vor dem Schlafengehen statt.

L-Arginin

Hier handelt es sich um für uns Menschen eine semi-essenzielle Aminosäure. Empfohlen sind bis sieben Gramm in Form von Supplement täglich. Die Einnahme sollte am Morgen nach dem Aufstehen und nach dem Training stattfinden. An trainingsfreien Tagen drei Gramm direkt nach dem Aufstehen.

Glutamin

Diese Aminosäure ist für den Menschen nicht essenziell, denn ca. 60% der muskeleigenen Aminosäure bestehen aus Glutamin. Empfohlen sind zehn Gramm direkt nach dem Training und an den trainingsfreien Tagen fünf Gramm morgens vor dem Frühstück und fünf Gramm vor dem Schlafengehen

EAAs

Diese Aminosäure ist für den Menschen essenziell und muss daher von außen zugeführt werden. Sie werden für den

Muskelaufbau und die wichtige Stoffwechselvorgänge benötigt. Empfohlen sind täglich bis 10g. So kannst du eine Hälfte vor dem Training und die andere während des Trainings trinken.
Wichtig: Nur weil manche Supplemente essenziell sind, heißt es nicht, dass du sie alle an einem Tag zu dir nehmen solltest. EAAs, Zink, und Beta-Alanin sind sehr gute Supplemente, das stimmt, aber es reicht völlig aus, wenn du sie dreimal pro Woche zu dir nimmst.

Kreatin, Proteinpulver und Magnesium sind zum Beispiel Supplemente, die du jeden Tag zu dir nehmen kannst.

Supplemente, die auch beim Abnehmen hilfreich sind!

Wie eben erklärt, sind oben genannte Supplemente Aminosäuren. Manche sind essenziell und manche nicht.

Diese Supplemente dienen nicht nur dem Muskelaufbau, sondern können auch beim Abnehmen helfen.

Hier sind die besten Supplemente, die man in einer Diät zu sich nehmen sollte:

- Whey Protein
- Kreatin
- Zink
- EAAs
- Vitamin D
- Magnesium

Whey Protein stärkt das Sättigungsgefühl und hilft beim Fettabbau.

Kreatin ist in einer Diät sehr zu empfehlen. 3 – 5g täglich sind hilfreich

Zink unterstützt deine Diät und liefert deinem Körper Fette, Eiweiße und Kohlenhydrate als Energiequelle.

EAAs gehören zu den wichtigsten Supplementen. Sie helfen beim Zunehmen sowie beim Abnehmen. EAAs verbrennen das Fett. EAAs verbrennen nicht nur das Fett, sondern auch deine Muskelmasse, wenn es dir an EAAs fehlt.

Vitamin D schützt deinen Körper vor Fetteinlagerung und Gewichtszunahme.

Magnesium hilft auch beim Fettabbau und Gewichtsverlust.

Welche Supplemente als Anfänger?

Wenn du erst mit Kraftsport angefangen hast, würde ich dir Whey Protein, Kreatin, Zink und Magnesium empfehlen.

Cheatday

Ist der Cheatday erlaubt?

Es ist unmöglich, sich jeden Tag gesund zu ernähren und jeden Tag zu Hause zu kochen. Deswegen kannst du einmal in der Woche eine Ausnahme machen, einen Cheatday.

An einem Cheatday musst du auch schauen, dass du deinen Energiebedarf einigermaßen richtig deckst und mit dem Essen nicht übertreibst. Das heißt, wenn du am Ende des Tages 40g mehr Fett und dazu noch 40g weniger Eiweiß zu dir genommen hast, ist das definitiv ungesund.

Was ist ein Cheatday?

Wenn man das Wort „Cheatday“ hört, denkt man direkt an Fast Food, also McDonald‘s, KFC und etc. An einem Cheatday wird auch oft Fast Food gegessen, das stimmt, aber ein Cheatday muss nicht immer Fast Food und ungesund sein, er kann auch mit Freunden zu Hause sein oder mit der Familie in einem Restaurant.

Kann ein Cheatday wirklich gesund sein?

Ein Cheatday ist dazu da, um ein bisschen gegen die Regeln zu verstoßen. Das heißt, er kann auch einigermaßen gesund sein.

Die erste Alternative wäre ein normales Restaurant anstatt McDonald‘s. Diese Gerichte sind nicht die gesündesten, doch ein bisschen besser als bei McDonald‘s sind sie schon. McDonald‘s ist ein Fast-Food-Restaurant oder, auf Deutsch übersetzt, ein Restaurant mit schnellem Essen. Dort werden tiefgefrorene und frittierte Lebensmittel in viel Öl reingeworfen und kurz angebraten. In einem Restaurant wird dagegen z. B. das Fleisch mit viel weniger Öl angebraten.

Vorteile und Tipps, wenn du in einem Restaurant essen gehst

Falls du mit dem Programm erst angefangen hast, würde ich dir empfehlen, noch nicht so oft ins Restaurant zu gehen. Wenn du aber mal ins Restaurant gehst, beachte folgende Punkte:

- Beachte deine Beilagen: Wenn du einen Salat bestellst, verwende die 1-El-Strategie. 1 El hat ein Volumen von 15ml. Das heißt 1 El Olivenöl sind 15ml. So erhältst du eine perfekte Menge an Nährwerten. Oder dass du anstatt Brot oder Pommes ein bisschen Reis oder gekochte Kartoffeln haben willst, je nachdem in welcher Phase du dich befindest. Meine Empfehlung ist, dass du Reis isst, wenn du in einer Massephase bist, und, wenn du auf einer Diät bist, gekochte Kartoffeln
- Falls du zu Hause dein Essen oft abwiegst, gehe in ein bestimmtes Restaurant, wo du dann weißt, wie viel ungefähr das Essen wiegt. Das erleichtert dir dein Zählen von Nährwerten
- Wenn du etwas Gebratenes isst, z. B. Hühnerbrust, Currywurst etc., zähle immer ca. 10g Öl dazu, dann hast du eine ungefähre Menge vom Öl
- Eine andere Alternative wäre, dass du mit Freunden essen gehst oder sie zu dir kommen. Falls du mit ihnen auch ins Restaurant gehst, befolge ruhig die Ratschläge, die eben erklärt wurden.

Tipps, wenn du mit Freunden zu Hause isst

- Schlage ruhig vor, etwas Gesundes zu kochen
- Falls deine Freunde die Rezepte auf keinen Fall nachmachen wollen, was ich aber nicht glaube, bitte sie trotzdem etwas zu kochen, wo du deine Nährwerte einfach zählen kannst
- Mach ihnen klar, dass sie auch etwas von der gesunden Ernährung haben und nicht nur du. Erkläre ihnen dabei, dass bei der gesunden Ernährung nicht nur um Abnehmen und Kalorieneinsparen geht, sondern, dass es auch für die Gesundheit enorm wichtig ist und dass die Mahlzeiten wirklich lecker schmecken
- Falls du zu Hause eine Waage hast, kannst du das Essen abwiegen, bevor es auf den Teller kommt. So tust du dir leichter beim Kalorien Zählen

Noch ein wichtiger Punkt, den du beachten solltest, sind Getränke. Falls du wirklich motiviert bist und unbedingt deine Ziele erreichen willst, kannst du der ein Wasser bestellen. Ich persönlich bestelle sehr oft Wasser und es ist mir egal, was andere sagen. Natürlich kannst du dir auch beispielsweise Cola oder Sprite bestellen, schaue aber immer, dass du sie in Lightversion bestellst und keine 0,5l sondern 0,3l reichen locker aus

Wie oft in der Woche sollte man einen Cheatday haben?

Fast-Food-Gerichte sind nur reich an Kalorien und Fetten. Sie enthalten kaum Mikronährstoffe, also Vitamine und Mineralstoffe. Das heißt, diese Gerichte machen einfach nur fett

und sind dabei noch ungesund. Deshalb solltest du in deinem Ernährungsplan nur einen Cheatday pro Woche haben.
Wenn es mit deinen Freunden geklappt hat und sie das Essen gefeiert haben, kannst bzw. solltest du es wiederholen und sogar öfters machen. So weckst du bei deinen Freunden vielleicht auch Interesse an Sport und gesunder Ernährung. Außerdem zeigst du ihnen, dass das Essen extrem lecker schmeckt, ganz einfach geht und die Zubereitung und der ganze Prozess Spaß macht.

Erfolg

Während ich dieses Programm geschrieben habe, beschloss ich, zwei Experimente zu machen, um zu sehen, ob es überhaupt funktioniert, und es hat wirklich geklappt.
Mit diesem Gewicht hat ein Mann angefangen:

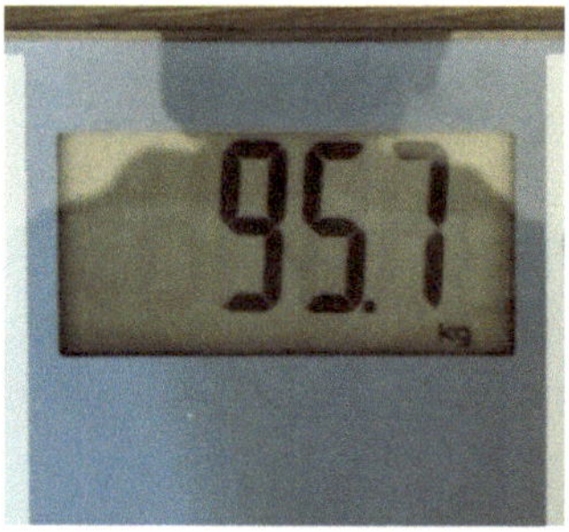

Da man 1kg pro Woche abnehmen sollte bzw. es gesund wäre, haben wir extra eine zwei-Wochen-Abnehm-Challenge gemacht.
Und das war sein Ergebnis nach zwei Wochen:

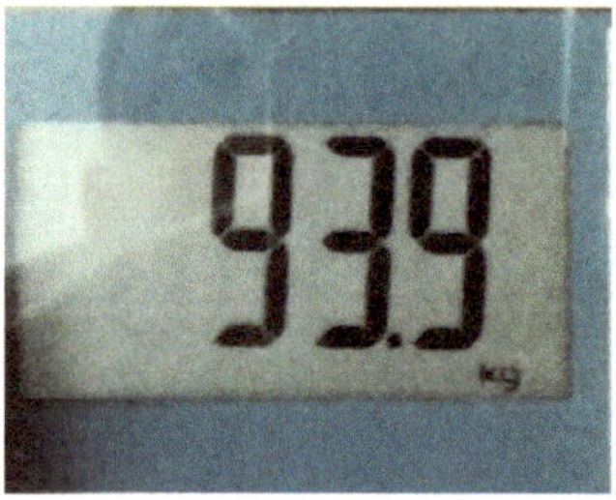

Fragerunde

Wie hast du dir deine Diät vorgestellt?

„Am Anfang haben ich mir die Diät nicht so schön vorgestellt. Ich sah viele Leute, die auf einer Diät waren, und sie aßen sehr wenig und hungerten dadurch. Ich war ein bisschen skeptisch, weil ich dachte, dass ich dann auch nichts essen darf. Aber ich habe mich getäuscht."

Was durftest du essen?

„Wie ich es schon vorhergesagt habe, dachte ich, dass ich nicht so viel essen darf, doch ich habe mich getäuscht. Ich durfte alles essen, doch in bestimmten Mengen. Trotz der kleineren Mengen habe ich nie gehungert und war nach jeder Mahlzeit für drei Stunden satt. Früher habe ich immer sehr viel Süßigkeiten gegessen und am Anfang meiner Diät hatte ich auch kleine Probleme damit. Ich habe immer nach Süßem gesucht, bis ich nach drei Tagen anstatt einer Schokolade einen Apfel genommen habe. Am zweiten Tag tat ich dasselbe und nach drei Tagen aß ich fast keine Süßigkeiten mehr."

Wie oft in der Woche hast du Sport getrieben?

„Ich habe sechsmal die Woche trainiert mit einem Tag Pause. Da ich noch Anfänger war, fing ich mit Kurzhanteln mit 4kg an. Ein Training dauert immer ca. 40 bis 60 Minuten und ich fühlte mich nach jedem Training sehr wohl!"

Hat dir deine Diät Spaß gemacht?

„Auf jeden Fall! Ich habe nie gedacht, dass eine Diät so spaßig sein kann. Ich bin vor allem jetzt mit mir zufrieden und trainiere natürlich weiter!“

Würdest du anderen die Diät empfehlen?

„Sicher doch! Allen, die abnehmen und fit sein wollen, würde ich dieses Buch und diese Diät empfehlen. Ihr müsst auf nichts verzichten und nehmt trotzdem ab.“

Trainingsprogramm

Nun weißt du alles über die Ernährung und Nährstoffe. Jetzt ist Zeit zum Trainieren!

Häufige Fehler

Du trainierst immer dasselbe
Dadurch wird jedes Training langweilig und du verlierst Motivation. Außerdem werden deine Muskeln nicht wachsen, weil sie Abwechslung brauchen. Variiere deine Übungen und probiere neue aus.

Du trainierst zu oft
Viel trainieren hilft dir nicht. Deine Muskeln sind dadurch belastet und du fühlst dich sehr erschöpft. Mache ruhig eine Pause, 24 bis 48 Stunden, denn die Muskeln wachsen nicht während der Übung, sondern während der Pause.

Du trainierst mit zu viel/wenig Gewicht
Auch ein Grund, warum deine Muskeln nicht wachsen, ist, dass du zu lange mit zu wenig Gewicht trainierst. Wenn du nach deinen Fortschritten weiterhin mit dem gleichen Gewicht und den gleichen Übungen trainierst, stärkst du deine Knochen und bleibst fit, doch deine Muskeln wachsen nicht. Beim hohen Gewicht ist es genau andersrum. Du überlastest deine Muskeln und bringst sie in Gefahr.

Zu kurze Satzpausen
Mache nach jedem Satz 1 bis 2 min. Pause, damit sich deine Muskeln kurz entspannen können und du beim nächsten Satz mehr Kraft hast.

Du wärmst dich nicht auf

Du solltest dich unbedingt vor jedem Training aufwärmen, weil du so deinen Körper auf Betriebstemperatur bringst und das Verletzungsrisiko senkst. Suche dir also ein bestimmtes Gerät oder eine bestimmte Maschine, an der du dich gut Aufwärmen kannst. Dasselbe gilt auch für zu Hause. 30 sec Hampelmann wäre beispielsweise eine gute Übung

Du dehnst dich nie

Durch das Dehnen wird der Muskeltonus gesenkt und der Muskel wird entspannt

Dieses Trainingsprogramm enthält viele verschiedene Trainingspläne und ist so aufgebaut, dass du sowohl im Fitnessstudio als auch zu Hause trainieren kannst. Dieses Programm ist für beide Geschlechter geeignet.

Nach der letzten Trainingsphase findest du alle richtigen Ausführungen, da viele Leute einige Übungen falsch machen und sich dabei verletzen oder einfach keine Fortschritte machen.

Und bevor du mit dem Trainieren startest, ist jeder Trainingsplan bzw. jede Trainingsphase einfach erklärt.

Im Gym oder zu Hause trainieren?

„Zu Hause kann man keine Muskeln aufbauen!“ Die häufigste Aussage, die auf keinen Fall stimmt. Zu Hause kann man Muskeln aufbauen, allerdings dauert es etwa länger als im Gym. Im Gym gibt es mehr Geräte und somit mehr Übungen und Möglichkeiten zum Trainieren. Im Gym kannst du neue Übungen und Geräte ausprobieren. Dadurch wachsen deine Muskeln schneller und die Fortschritte sind auch schneller sichtbar. Außerdem macht das Training mehr Spaß und du hast mehr Motivation.

Ziel dieses Programmes

Ziel dieses Programmes ist es, dass du am Ende bzw. nach der letzten Trainingsphase deine Wunschfigur und Topform erreichst.

Warum ist dieses Programm für eine Diät gut geeignet?

Ich habe bereits bei dem Thema „Diät“ erklärt, dass man, wenn man sich in einer Diät befindet, Kraftsport machen sollte, denn dadurch nimmst du ab und bringst deinen Körper in Form. Und genau deshalb ist dieses Trainingsprogramm für eine Diät gut geeignet. Nach der dritten Trainingsphase solltest du viel abgenommen haben und bereit für den Muskelaufbau sein.

Die erste Phase enthält einen einfachen Trainingsplan. Man kann ihn auch Anfängerplan nennen, denn er enthält alle Übungen, die für einen Anfänger geeignet sind und die jeder hinkriegen sollte.

Frauen und Sport

Viele sagen, dass Frauen im Fitnessstudio oft anders behandelt werden sollen und komplett andere Übungen machen sollen, doch das stimmt nicht. Männer haben mehr Kraft und können natürlich am Oberkörper mehr Muskeln aufbauen, das stimmt. Das liegt aber hauptsächlich daran, dass Männer mehr Muskelmasse haben. Frauen können aber genauso

Muskeln aufbauen, nicht so wie Männer, aber eine gute Muskelmasse können sie im Oberkörper schon aufbauen. Dieser Trainingsplan ist so aufgebaut, dass auch Frauen alle Übungen machen und schaffen können, allerdings mit weniger Gewicht.

Meine Empfehlung zu dem ersten Trainingsplan

Ich würde dir empfehlen, dass du immer schaust, mindestens fünf- bis sechsmal pro Woche zu trainieren. Falls du noch zusätzlich etwas Sportliches machst, also Handball, Fußball, Tennis etc. und nicht so viel Zeit hast, kannst du auch drei Mal pro Woche trainieren.

Und Frauen, die bis jetzt nicht so viel Kraftsport gemacht haben, würde ich empfehlen, auch nach diesem Trainingsplan bzw. Trainingsprogramm zu trainieren. Dasselbe gilt es auch für die Männer.

Wie findest du dein passendes Gewicht?

Falls du Anfänger bist und sehr selten Sport getrieben hast, würde ich dir empfehlen, es mit dem Gewicht nicht zu übertreiben, denn sonst schaffst du es nicht, die Übungen richtig auszuführen, und es kann noch passieren, dass du dich gleich am Anfang verletzt. 4 kg Kurzhantel wären für einen Anfänger optimal und ausreichend. Schaue immer, dass du mit dem Gewicht angegebene Wiederholungszahl pro Satz schaffst.

Kaloriendefizit

Vergiss nicht, dass das Kaloriendefizit eine der wichtigsten Sachen in einer Diät ist. Es kommt drauf an, wie viel du wiegst und wie viel du abnehmen willst. Ich würde dir aber empfehlen, mit einem Kaloriendefizit von 900kcal zu starten

Dauer

Diese Trainingsphase dauert einen Monat.

Viel Erfolg!

Muskelkater

Ein Muskelkater ist nichts anderes als Schmerzen in Muskeln. Diese entstehen meistens durch eine Überlastung beim Training bzw. Kraftsport.
Sprich, wenn du noch nie oder erst nach langer Zeit wieder Kraftsport getrieben hast, kannst du erwarten, dass du am nächsten Tag einen Muskelkater haben wirst. Aber keine Sorge, ein Muskelkater ist nichts Schlimmes oder Gefährliches. Versuche aber dann beim nächsten Training etwa ruhiger und entspannter zu trainieren. Heißt, mache längere Satzpausen und nimm weniger Gewicht.

Trainingsplan – Gym

Trainingsplan 1 P/P/L
Männer und Frauen
Pushday

Übungen	Sätze	Wieder-holungen
Brustpresse (liegend)	3	10
Bankdrücken	3	8
Butterfly	3	10
Seitenheben an der Maschine	2	8
Schulterdrücken an der Maschine	3	8
Trizepsdrücken mit einer Kurzhantel	2	10
French Press	3	8

Pullday

Übungen	Sätze	Wieder-holungen
Latzug (enger Griff)	2	10
Latzug (breiter Grif)	3	10
Butterfly Reverse am Gerät	3	8
Rudern am Gerät	2	12
Bizepscurls an der Maschine	2	8
Kurzhantelcurls	3	6 pro Seite
Langhantelcurls	3	8

Legday

Übungen	Sätze	Wieder-holungen
Squats	3	10
Ausfallschritte mit Kurzhanteln	2	8 pro Seite
Seitliche Ausfallschritte mit einer Kurzhantel	3	6 pro Seite
Hüftstoßen	2	10
Beinpresse (eng)	3	8
Beinbeuger	3	8 pro Seite
Wadenheben an der Maschine im Stehen	3	10

Trainingsplan – ZuHause 1
A&S/R&B/B
Männer und Frauen,
Arme und Schulter

Übungen	Sätze	Wieder-holungen
Seitheben im Stehen	2	10
Kurzhantel hochziehen	3	8
Kurzhantel Shrugs	3	12
Trizeps – Dips auf der Hantelbank	3	8
Rückwärtscurls mit der Langhantel	2	8
Konzentrationscurls	3	6 pro Seite
Hammercurls	3	6 pro Seite

Rücken und Brust

Übungen	Sätze	Wieder-holungen
Bankdrücken mit Kurzhanteln	3	8
Fliegende mit Kurzhanteln	2	8
Kurzhantel Überzüge	3	10
Liegestütze (Weitarm)	2	10
Liegestütze	2	10
Kurzhantel Rudern (beidarmig)	3	10
Beckenheben	3	10

Beine

Übungen	Sätze	Wieder-holungen
Squats	3	10
Bulgarische Kniebeuge mit Kurzhanteln	2	6 pro Seite
Sumo Kniebeuge	3	12
Kreuzheben	3	10
Ausfallschritte mit Kurzhanteln	2	6 pro Seite
Seitliche Ausfallschritte mit einer Kurzhantel	3	6 pro Seite
Wadenheben	3	10

Trainingsphase 2

Diese Trainingsphase ist für Fortgeschrittene, weshalb wir unser Gewicht und unsere Wiederholungszahl bei einigen Übungen steigern.

Kaloriendefizit

Bei dieser Phase verringern wir das Kaloriendefizit um 100kcal. Das heißt, jetzt hast du ein Kaloriendefizit von 800kcal.

Falls du keine Fortschritte machst

Es kann immerhin passieren, dass du keine Fortschritte machst bzw. sie nicht merkst. Deswegen habe ich dir auf den nächsten Seiten mögliche Gründe aufgelistet und sie einzeln erklärt. Zusätzlich habe ich dir noch drei körperliche Aktivitäten genannt, die dir beim Fettverbrennen helfen sollen.

Dauer

Diese Trainingsphase dauert einen Monat.

Mögliche Gründe, warum deine Diät nicht funktioniert

Die erste Trainingsphase ist vorbei und du siehst immer noch keine Fortschritte? Es ist allerdings nicht so, dass du keine Fortschritte machst, sie sind da, du merkst sie bloß nicht. Wenn du auf deine Ernährung aufgepasst hast und nach dem Trainingsplan trainiert hast, solltest du schon kleinere Erfolge erzielt haben. Nichtsdestotrotz liste ich dir die häufigsten Fehler auf, die Leute in einer Diät machen, und erkläre diese.

Falsche Ernährung

Falsche Ernährung ist einfach der häufigste Grund, warum deine Diät nicht funktioniert. Du ernährst dich einfach falsch und nicht proteinreich. Unter falscher Ernährung kann man auch ungesunde Ernährung verstehen. Unter ungesunder Ernährung versteht man den Verzicht auf verschiedene Makronährstoffe wie beispielsweise Fette und Kohlenhydrate. Das ist für deinen Körper ungesund, denn du fühlst dich dadurch schwach und müde und erzielst keine Erfolge.

Einseitige Ernährung

Einseitige Ernährung können wir mit der ungesunden Ernährung verbinden. Du denkst, dass in einer Diät nur Proteine wichtig sind, und isst fast immer das Gleiche. Proteine sind wichtig, das stimmt, aber wenn du nur Lebensmittel mit viel Protein konsumierst, gewöhnt sich dein Körper daran und du nimmst auf ungesunde Weise ab. Diese Weise ist ungesund, denn, wenn sich dein Körper nur an Proteine gewöhnt, reagiert er völlig anders als normalerweise, wenn man ihm dann wieder andere Makronährstoffe zuführt.

Zu wenig Anstrengung

Du steigerst dein Gewicht nicht und wenn du dein Gewicht nicht steigerst, fallen dir die Übungen zu leicht und du strengst dich nicht an. Also steigere dein Gewicht und strenge dich ein bisschen mehr an. Dadurch kommst du mehr ins Schwitzen, was beim Fettverbrennen sehr hilfreich ist.

Das heißt aber nicht, dass du mit dem Gewicht übertreiben sollst, denn so erhöhst du nur die Verletzungsgefahr. Schaue immer, dass du die mit dem Gewicht vorgegebene Wiederholungsanzahl schaffst.

Auf den nächsten Seiten findest du weitere körperliche Aktivitäten, die dir beim Fettverbrennen helfen.

Joggen

Auch wenn viele es nicht mögen, ist Joggen eine der gesündesten Sachen, die es gibt, und hier erkläre ich dir, warum es so ist.

Als Erstes ist Joggen der beste Fettkiller. Eine gute Strecke mit einem passenden Tempo tut deinem Körper sehr gut. Dadurch kommst du ins Schwitzen und dein Körper verliert an Fettanteil.

Joggen ist nicht nur zum Fettverlieren gut, sondern auch für deine Gesundheit. Es stärkt deine Beine und Körpermitte. Außerdem stärkt es dein Herz-Kreislauf-System und senkt das Risiko von Krankheiten.

Kalorienverbrauch beim Joggen:

Lauftempo	Kcal / 30 min
7 min. / km	360
5 min. / km	470
3,5 min. / km	600

Meine Meinung und Empfehlung diesbezüglich:

Ich finde auch, dass Joggen enorm wichtig und gesund für unseren Körper ist. Ich selbst gehe sehr oft in der Woche Joggen und ich fühle mich danach sehr wohl und fit.

Anfänger: Falls du noch gar nicht oder nicht so oft Joggen warst, kannst du mit einer kürzeren Strecke und einem langsamen Tempo anfangen. Zum Beispiel 7min. / km auf eine Strecke von 3 oder 4 km.

Fortgeschritten: Alle Fortgeschrittene können ruhig eine größere Strecke nehmen mit einem schnelleren Tempo. Zum Beispiel 4 – 5 min. / km auf eine Strecke von 6 oder 7 km.

Profis: Hier gehen wir davon aus, dass du sehr oft Joggen gehst oder noch zusätzlich etwas Sportliches machst. Das heißt, du würdest 4 min. / km auf eine Strecke von 8 – 10 km locker schaffen.

Wie oft in der Woche solltest du Joggen gehen?

Nur weil es der beste Fettkiller ist, solltest du nicht übertreiben. Das heißt, jeder entscheidet für sich selbst, wie oft er Joggen gehen will. Zwei bis drei Mal pro Woche würden locker ausreichen.

Neben Joggen gibt es auch andere körperliche Aktivitäten zum Fettverbrennen, wie z. B. Seilspringen oder Fahrradfahren.

Seilspringen

Dies ist die beste Aktivität, um Fett zu verbrennen. Man kann auch sagen, dass es vielleicht effektiver ist als Joggen, denn beim Seilspringen verbrennst du viel mehr Kalorien und trainierst deinen ganzen Unterkörper und deine Rumpfmuskulatur.

Hier kommt es nicht besonders drauf an, ob du erst Anfänger bist oder schon fortgeschritten, ich würde immer schauen, dass du pro Woche zweimal 15 min. Seilspringen machst.

Fahrradfahren

Diese körperliche Aktivität ist extrem gut für deine Gesundheit und deinen Körper. Für deine Gesundheit ist es gut, weil wir so draußen am Tageslicht sind und deshalb besser schlafen können, was wiederum wichtig für unsere Muskeln ist. Für unseren Körper ist es bedeutsam, denn so verbrennen wir Fett und dazu noch sehr viele Kalorien. Das hängt dann wieder von deinem Tempo ab.

Qualität vor Quantität

„Qualität vor Quantität“, ein Spruch, den man schon oftmals gehört hat, doch was hat er mit dem Sport zu tun? Hier erkläre ich dir alles, was du über Fortschritte und Gewicht wissen musst.

Qualität vor Quantität oder besser gesagt Technik vor Fortschritt. Beim Sport und vor allem beim Kraftsport ist es um die richtige Technik. Wie am Anfang des Programmes erklärt, nach der letzten Trainingsphase findest du alle richtigen Übungsausführungen. Mit der richtigen Technik senkst du das Verletzungsrisiko und die Fortschritte sind schneller sichtbar.

Weniger Gewicht

Beachte folgendes, um die Übungen richtig ausführen zu können:

Wenn du siehst, dass du die Übung nicht schaffst, nimm weniger Gewicht

Manche Übungen sind schwieriger auszuführen und benötigen mehr Anstrengung und genau bei diesen Übungen solltest du weniger Gewicht nehmen.
Übungen, bei denen du weniger Gewicht nehmen solltest:

- Fliegende mit Kurzhanteln
- Schulterdrücken (an der Maschine)
- Seitheben (an der Maschine)
- Arnold Hantelpresse
- French Press
- Rückwärtscurls mit der Langhantel
- Vorgebeugtes Seitheben

- 1 – 2 min Satzpausen

Es ist enorm wichtig, dass du immer eine Pause von 2 min. machst, weil sich deine Muskeln so kurz entspannen können und du für den zweiten Satz mehr Kraft hast. Dann kannst du den zweiten Satz bzw. die Übung gut und richtig ausführen.

Neben Übungen, bei denen du weniger Gewicht nehmen solltest, gibt es auch Übungen, bei denen du dein Gewicht steigern solltest.

Übungen, bei denen du dein Gewicht steigern solltest

- Hantelcurls (alle Varianten)
- Bankdrücken (alle Varianten + Brustpresse beide Varianten)
- Latzug (alle Varianten)
- Beinpresse
- Beinstrecker
- Beinbeuger
- Rudern (alle Varianten + am Gerät)
- Fliegende am Kabelzug (alle Varianten)

Das sind Grundübungen, die einen extrem hohen Einfluss auf dein Muskelwachstum und deine Fortschritte haben, und aus diesem Grund solltest du bei diesen Übungen dein Gewicht steigern.

Trainingsplan – Gym
Trainingsplan 2 P/P/L
Männer und Frauen
Pushday

Übungen	Sätze	Wieder-holungen
Fliegende mit Kurzhanteln	3	8
Brustpresse (sitzend)	4	8
Frontheben mit Gewichtsscheibe	3	12
Seitheben (sitzend)	2	8
Trizepsdrücken am Kabelzug: über dem Kopf	4	8
French Press	3	8
Arnold Hantelpresse sitzend	2	10

Pullday

Übungen	Sätze	Wieder- holungen
Latzug (breiter Griff)	3	12
Latug (Unterarmgriff)	4	8
Rudern am Kabelzug	4	8
T – Bar – Rudern mit der Langhantel	3	10
Langhantel Shrugs	3	12
Scottcurls mit Kurzhanteln im Stehen	3	6 pro Seite
Rückwärtscurls mit der Langhantel	3	8

Legday

Übungen	Sätze	Wiederholungen
Kniebeuge mit Kurzhanteln	3	10
Bulgarische Kniebeuge mit Kurzhanteln	2	8 pro Seite
Beinpresse (breit)	3	10
Kickbacks mit gestrecktem Bein an der Maschine	3	8 pro Seite
Hyperextensions auf der Hyperextensionsbank	2	8
Front Step Ups	3	6 pro Seite
Wadenheben	3	12

Trainingsplan – Zu Hause
Trainingsplan 2 A&S/R&B/B
Männer und Frauen
Arme und Schulter

Übungen	Sätze	Wieder-holungen
Seitheben (sitzend)	2	8
Frontheben mit einer Kurzhantel	3	12
Militärpresse mit Kurzhanteln	2	12
Trizeps – Dips auf einer Hantelbank	4	8
Trizeps Kickbacks	3	6 pro Seite
Kurzhantelcurls	3	6 pro Seite
Hammercurls	3	6 pro Seite

Rücken und Brust

Übungen	Sätze	Wieder-holungen
Bankdrücken mit Kurzhanteln	3	8
Kurzhantel Überzüge	3	12
Liegestütze (Weitarm)	3	10
Klassisches Rudern (einarmig)	3	6 pro Seite
Langhantel Rudern mit Unterarmgriff	3	8
Rückenzüge in der Bauchlage	4	10
Supermann Schwimmer	4	8 pro Seite

Beine

Übungen	Sätze	Wieder-holungen
Kniebeuge mit Kurzhanteln	3	10
Split Squats mit Kurzhanteln	2	6 pro Seite
Beinschere	3	20 sec.
Einbeiniges Kreuzheben	2	8 pro Seite
Seitliche Ausfallschritte mit einer Kurzhantel	3	6 pro Seite
Bergsteiger	3	20 sec.
Wadenheben	3	12

Trainingsphase 3

Die dritte Trainingsphase ist die letzte Phase in deiner Diät. Hier wollen wir maximal Fett verlieren und danach mit dem Muskelaufbau anfangen. Damit es dir nicht langweilig wird, gebe ich dir bei der dritten Phase noch zwei zusätzliche Trainingspläne: Ober -und Unterkörper.
Das heißt, jetzt kannst du deine Trainingspläne kombinieren. Beispiel:

Montag	Dienstag	Mittwoch	Donnerstag	Freitag	Samstag	Sonntag
Pushday	Pullday	Legday	Restday	Oberkörper	Unterkörper	Restday

Montag	Dienstag	Mittwoch	Donnerstag	Freitag	Samstag	Sonntag
Restday	Oberkörper	Unterkörper	Restday	Oberkörper	Unterkörper	Restday

Hier steigert sich deine Wiederholungszahl pro Satz. Diese Methode bzw. dieser Wiederholungsbereich ist grundsätzlich für die Kraftausdauer sinnvoll. Wichtig ist es hier, dass du dein Gewicht nicht zu viel steigerst, denn sonst hältst du dein Training nicht aus. Das Gewicht kannst du gleich halten, wenn sogar ein bisschen verringern.

Wer kann noch mit diesem Trainingsplan arbeiten?

Da es sich bei dieser Phase um maximale Fettverbrennung handelt, können Leute, die ein bisschen mehr als ihr passendes Gewicht wiegen, mit diesem Trainingsplan Fett verlieren und direkt mit dem Muskelaufbau anfangen. Wenn du zum Beispiel 7kg mehr als dein passendes Gewicht wiegst, würde ich dir empfehlen diese fünf Wochen nach diesem Trainingsplan zu trainieren.

Kaloriendefizit

Hier kannst du immer noch bei 800kcal bleiben.

Dauer

Diese Trainingsphase dauert genau fünf Wochen. Nach der sechsten Woche solltest du in Topform sein.

Trainingsplan – Gym
Trainingsplan 3 P/P/L/O/U
Männer und Frauen
Pushday

Übungen	Sätze	Wieder-holungen
Negatives Bankdrücken	3	14
Kurzhantel Schrägbankdrücken	3	10
Fliegende am Kabelzug (auf der Bank)	3	14
Vorgebeugtes Seitheben auf der Schrägbank	2	8
Seitheben am Kabelzug einarmig	3	8 pro Seite
Trizeps – Dips	3	5
Trizeps Kickbacks	3	8 pro Seite

Pullday

Übungen	Sätze	Wieder-holungen
Latzug (breiter Griff)	3	14
Klimmzüge (paralleler Griff)	2	8
Face Pulls	3	12
Butterfly Reverse am Gerät	3	14
Bizepscurls an der Maschine	2	14
Kurzhantelcurls auf der Schrägbank	3	8 pro Seite
Konzentrationscurls	3	8 pro Seite

Legday

Übungen	Sätze	Wieder-holungen
Sumo Kniebeuge	3	14
Beinpresse (breit)	2	14
Beinstrecker	2	14
Adduktion am Gerät	3	12
Abduktion am Kabelzug	3	8 pro Seite
Glute Ham Raise	3	12
Wadenheben an der Maschine im Stehen	2	14

Oberkörper

Übungen	Sätze	Wiederho-lungen
Kurzhantel Schrägbankdrücken	3	10
Fliegende am Kabelzug (von oben nach unten im Stehen)	2	14
Langhantel Shrugs	3	14
Rudern am Gerät	2	14
Trizeps Kickbacks	3	8 pro Seite
Kurzhantelcurls auf der Schrägbank	3	8 pro Seite
Langhantelcurls	3	8

Unterkörper

Übungen	Sätze	Wieder-holungen
Russische Drehungen	3	14 pro Seite
Seitliches Oberkörperbeugen	3	10 pro Seite
Bauchpresse am Kabelzug	2	14
Knieheben an der Maschine	3	10
Squats	2	14
Hüftstoßen	3	14
Wadenheben	2	14

Trainingsplan – Zu Hause
Trainingsplan 3 A&S/R&B/B/O/U
Männer und Frauen
Arme und Schulter

Übungen	Sätze	Wieder-holungen
Frontheben mit einer Kurzhantel	3	14
Kurzhantel hochziehen	3	14
Militärpresse	2	14
Trizeps – Dips auf einer Hantelbank	3	14
Diamond Push Ups	2	14
Konzentrationscurls	3	8 pro Seite
Hammercurls	3	8 pro Seite

Rücken und Brust

Übungen	Sätze	Wieder-holungen
Bankdrücken mit Kurzhanteln	2	14
Negative Liegestütze	3	10
Liegestütze mit leichter Erhöhung	3	10
Liegestütze	3	10
Langhantel Rudern	2	14
Klassisches Rudern (einarmig)	3	8 pro Seite
Supermann Schwimmer	2	12 pro Seite

Beine

Übungen	Sätze	Wieder-holungen
Kniebeuge mit Sprung	3	10
Bulgarische Kniebeuge mit Kurzhanteln	3	8 pro Seite
Front Step Ups	2	12 pro Seite
Beinbeuger mit einer Kurzhantel	2	14
Hüftstoßen	3	12
Wandsitzen	2	25 sec.
Wadenheben (einbeinig)	3	10 pro Seite

Oberkörper

Übungen	Sätze	Wieder-holungen
Liegestütze mit leichter Erhöhung	3	10
Negative Liegestütze	3	10
Kurzhantel hochziehen	2	14
Kurzhantel Shrugs	3	14
Klassisches Rudern (einarmig)	3	8 pro Seite
Trizepsdrücken mit einer Kurzhantel	2	14
Konzentrationscurls	3	8 Pro Seite

Unterkörper

Übungen	Sätze	Wieder-holungen
Russische Drehung mit einer Kurzhantel	3	14 pro Seite
Bauchpresse	2	14
Plank (seitlich)	3	20 sec. pro Seite
Plank (normal)	3	20 sec.
Front Step Ups	3	10 pro Seite
Beckenheben	3	12
Wadenheben	2	14

Richtige Ausführungen im Gym
Pushday

Brustpresse (liegend)

Ausführung: Deine Füße sollen auch hier fest auf dem Boden stehen in einem 90-Grad-Winkel. Achte darauf, dass sich auch deine Ellbogen in einem 90-Grad-Winkel befinden und deine Schulterblätter nach hinten gezogen sind. Nun schnappst du dir die Griffe mit Obergriff. Anschließend drückst du das Gewicht nach oben und atmest dabei aus.

Bankdrücken

Ausführung: Lege dich auf eine Hantelbank. Dabei befinden sich deine Beine im 90-Grad-Winkel. Auch hier ziehst die Schulterblätter ein bisschen nach hinten. Anschließend drückst du die Langhantel nach oben und atmest dabei aus.

Butterfly

Ausführung: Du setzt dich auf den Sitz der Maschine und stellst beide Füße stabil auf den Boden. Dann ziehst du die Griffstangen, bis sie zusammentreffen. Die Arme sollten dabei fast gestreckt sein und du atmest aus. Anschließend kehren die Arme in die Ausgangsposition zurück und du atmest ein.

Seitheben an der Maschine

Ausführung: Setzte dich richtig hin und umfasse die Handgriffe. Das heißt, dein Rücken muss gerade sein und deine

Beine fest auf dem Boden. Wenn du das Gewicht nach oben drückst, atmest du aus.

Schulterdrücken an der Maschine

Ausführung: Hier ist auch sehr wichtig, dass dein Rücken gerade ist. Bei der Ausgangsposition sind deine Ellbogen im 90-Grad-Winkel. Anschließend nimmst du die Griffe und drückst deine Arme nach oben und atmest dabei aus.

Trizepsdrücken mit einer Kurzhantel

Ausführung: Zuerst stellst du dich gerade hin. Dann nimmst du eine Kurzhantel und hältst die über deinem Kopf. Dabei sind deine Arme fast durchgestreckt. Beim Einatmen senkst du die Unterarme nach hinten hinter deinem Kopf.

French Press

Ausführung: Der Rücken ist wieder gerade und deine Arme nach oben gestreckt. Dann beugst du deine Unterarme Richtung deinen Hinterkopf, bis du einen 60-Grad-Winkel hast. Nun atmest du aus und hebst die Stange nach oben, bis deine Arme ausgestreckt sind.

Fliegende mit Kurzhanteln

Ausführung: Die Stellung ist genauso wie beim Bankdrücken. Leg dich gerade auf die Bank und nimm mit den Füßen einen stabilen Stand auf dem Boden ein (90 Grad). Am Anfang senkst du die Kurzhanteln seitlich hinab. Dann drückst du sie wieder nach oben, bis sie sich über deiner Brust treffen.

Brustpresse (sitzend)

Ausführung: Deine Füße sollen auch hier fest auf dem Boden stehen in einem 90-Grad-Winkel. Achte darauf, dass sich auch deine Ellbogen in einem 90-Grad-Winkel befinden. Nun schnappst du dir die Griffe mit Obergriff. Anschließend drückst du das Gewicht nach vorne und atmest dabei aus.

Frontheben mit Gewichtsscheibe

Ausführung: Für diese Übung brauchst du nicht unbedingt eine Gewichtsscheibe haben. Die kannst du auch mit einer Kurzhantel machen. Du stellst dich gerade hin und hebst die Kurzhantel bzw. die Gewichtsscheibe nach vorne. Deine Arme sind dabei ausgestreckt und du atmest aus.

Seitheben (sitzend)

Ausführung: Setze dich auf eine Bank. Die Kurzhanteln hältst du wie einen Hammer und lässt deine Hände nach unten hängen. Beim Ausatmen hebst du deine Arme seitlich nach oben bis sie sich in gleicher Höhe befinden.

Trizepsdrücken am Kabelzug: über den Kopf

Ausführung: Stell dich zuerst hin, sodass dein Rücken zum Kabelturm zeigt. Dann stellst du ein Bein nach vorne. Danach beugst du ein bisschen deine Beine und lehnst dich leicht nach vorne. Dann greifst du die Stange und ziehst sie aus dem Trizeps über deinen Kopf nach vorne.

Arnold-Hantelpresse sitzend

Ausführung: Du setzt dich auf die Bank. Dabei soll dein Rücken gerade sein. Bei der Ausgangsposition befinden sich die Hanteln vor deinen Schultern. Wenn du die Kurzhanteln nach oben drückst, drehst du deine Handgelenke um 180Grad und atmest dabei aus.

Negatives Bankdrücken

Ausführung: Lege dich auf eine Hantelbank, die schräg nach unten geneigt ist. Dabei befinden sich deine Beine im 90-Grad-Winkel. Auch hier ziehst die Schulterblätter ein bisschen nach hinten. Anschließend drückst du die Langhantel nach oben und atmest dabei aus.

Kurzhantel-Schrägbankdrücken

Ausführung: Hier ist die Bank in einem 30-Grad-Winkel. Anschließend drückst du die Kurzhanteln nach oben und atmest dabei aus. Achte darauf, dass du einen stabilen Sitz hast und dass du deine Schulterblätter nach hinten ziehst.

Fliegende am Kabelzug (auf der Bank)

Ausführung: Du legst dich flach auf eine Bank, die sich zwischen den beiden Türmen befindet. Dann greifst du die Griffe, die sich unten befinden, und ziehst diese nach oben, bis sie sich zusammentreffen. Deine Arme sollten möglichst gestreckt sein.

Vorgebeugtes Seitheben auf der Schrägbank

Ausführung: Die Schrägbank befindet sich in einem 45-Grad-Winkel. Du legst dich mit deinem Oberkörper auf die Bank und achtest auf einen geraden Rücken. Die Kurzhanteln hältst du wie einen Hammer. Anschließend hebst du die Arme seitlich nach oben und atmest dabei aus.

Seitheben am Kabelzug einarmig

Ausführung: Du stellst dich gerade hin und nimmst einen Griff in eine Hand. Nun ziehst du das Gewicht seitlich nach oben und atmest aus.

Trizeps-Dips

Ausführung: Als Erstes stützt du dich mit deinen Armen auf den Griffen ab, sodass diese fast vollständig gestreckt sind. Dann beugst du deine Arme und führst deine Brust zwischen die Hände. Achte darauf, dass deine Ellbogen nicht nach außen gehen. Anschließend drückst du dich nach oben und atmest aus.

Trizeps-Kickbacks

Ausführung: Nehmen wir mal an, du machst die Übung mit der linken Hand. Zuerst stellst du dich links von der Bank. Dann stellst du dein rechtes Schienbein und deine rechte

Hand auf die Bank. Am Ende solltest du etwas gebeugt sein. Anschließend beugst du deinen linken Unterarm nach oben, bis dein Arm durchgestreckt ist

Pullday

Latzug (enger Griff)

Ausführung: Anstatt einer Stange verwendest du hier einen Dreieckgriff. Dann ziehst du diesen Griff nach unten. Dabei sollten sich deine Ellbogen nach unten bewegen. Lasse das Gewicht langsam in die Startposition zurückgleiten und wiederhole das Ganze.

Latzug (breiter Griff)

Ausführung: Ziehe die Stange nach unten und drücke das Schulterblatt zusammen. Dabei sollten sich deine Ellbogen nach unten bewegen. Lasse das Gewicht langsam in die Startposition zurückgleiten und wiederhole das Ganze.

Butterfly Reverse am Gerät

Ausführung: Während du die Griffe hältst, sind deine Hände auf der Höhe deiner Schulter und dein Rücken ist gerade. Jetzt drückst du deine Arme so weit nach hinten, bis du eine gerade Linie bildest und atmest dabei aus.

Rudern am Gerät

Ausführung: Setz dich hin, drücke die Brust gegen das Brustpolster und achte auf einen geraden Rücken. Nun ziehst du die beiden Griffe nach hinten und atmest aus. In deinem Latissimus solltest du ein leichtes Ziehen spüren.

Bizepscurls an der Maschine

Ausführung: Bei dieser Übung arbeitest du viel mit Unterarmen. Setz dich hin, lege deine Oberarme auf dem Polster ab und greife die Griffe. Anschließend beugst du deine Unterarme nach oben und atmest dabei aus.

Kurzhantelcurls

Ausführung: Hüftbreiter Stand und der Rücken ist gerade. Deine Schultern rollst du ein bisschen nach hinten. Deine Ellbogen sollten sich seitlich vom Körper befinden. Nun beugst du deine Unterarme nach oben und atmest dabei aus.

Langhantelcurls

Ausführung: Stelle dich gerade in einen hüftbreiten Stand hin. Rolle dann deine Schultern ein bisschen nach hinten. Anschließend beugst du deine Unterarme nach oben und atmest dabei aus.

Latzung (Unterarmgriff)

Ausführung: Greife die Stange erst von unten. Ziehe nun diese nach unten und drücke das Schulterblatt zusammen. Dabei sollten sich deine Ellbogen nach unten bewegen und du atmest dabei aus. Lasse das Gewicht langsam in die Startposition zurückgleiten und wiederhole das Ganze.

Rudern am Kabelzug

Ausführung: Während du sitzt, soll dein Rücken gerade sein. Dann ziehst du den Griff zu dir und leicht nach hinten. Dabei atmest du aus.

T-Bar-Rudern mit der Langhantel

Ausführung: Zuerst stellst du deine Füße auf beiden Seiten von der Langhantel auf. Dann beugst du deine Knie und lehnst dich nach vorne, doch dein Rücken ist dabei gerade. Anschließend ziehst die Stange nach oben zu deinem Bauch. Die Ellbogen bleiben eng am Körper.

Langhantel Shrugs

Ausführung: Stelle dich in einem schulterweiten Stand und rolle deine Schultern leicht nach hinten. Dabei ist dein Rücken gerade. Jetzt hebst du deine Schultern nach oben und atmest aus und beim Senken wieder ein. Die Langhantel hältst du mit beiden Händen vor deinem Körper.

Scottcurls mit Kurzhanteln im Stehen

Ausführung: Deine Achsel drückst du in die Kante des Polsters. So sind deine Schulter und Oberarme fixiert und nicht mehr beweglich. Nun beugst du deinen Unterarm nach oben und atmest aus.

Rückwärtscurls mit der Langhantel

Ausführung: Deine Brust soll nach vorne ausgestreckt sein, deine Schultern rollst du wieder nach hinten und dein Rücken ist gerade. Jetzt greifst du die Stange rückwärts und beugst deine Unterarme nach oben und atmest aus. Die Übung kannst du auch mit Kurzhanteln durchführen.

Klimmzüge (paralleler Griff)

Ausführung: Bei diesen Klimmzügen greifst du die Griffe parallel, doch die Ausführung bleibt gleich wie bei den normalen Klimmzügen. Beim Ausatmen den Körper nach oben ziehen, bis dein Kinn in Höhe der Stange ist. Dabei sollen deine Beine ein bisschen verschränkt sein.

Facepulls

Ausführung: Zuerst stellst du den Kabelzug auf Brustbeinhöhe ein. Anschließend ziehst du die Ellbogen nach hinten oben, etwas höher als Schulterhöhe und atmest dabei aus.

Kurzhantelcurls auf der Schrägbank

Ausführung: Setz dich auf eine Schrägbank, die sich im 60-Grad-Winkel befindet. Die Schultern rollst du nach hinten und lässt deine Arme hängen. Beim Ausatmen ziehst du die Kurzhanteln zu deinem Oberarm.

Konzentrationscurls

Ausführung: Du setzt dich auf die Bank. Dann beugst du dich leicht nach vorne. Nun beugst du deinen Arm nach oben und atmest dabei aus. Dabei soll dein Ellbogen an deiner Oberschenkelrolle bleiben. Das Ganze wiederholst du dann auf der anderen Seite.

Legday

Squats

Ausführung: Etwa mehr als in Schulterbreite hinstellen. Wenn du nach unten gehst, sollten deine Kniescheiben nach vorne zeigen und deine Knie sollten direkt über deinen Füßen stehen. Die Füße zeigen leicht nach außen. Die Langhantel hältst du hinten auf deinen Schultern.

Ausfallschritte mit Kurzhanteln

Ausführung: Du stellst dich normal hin. Anstatt nach vorne machst du einen Schritt nach hinten. Der Schritt muss so groß sein, dass dein vorderes Bein einen 90-Grad-Winkel bildet. Die Kurzhanteln hältst du jeweils wie einen Hammer in beiden Händen.

Seitliche Ausfallschritte mit einer Kurzhantel

Ausführung: Die Ausführung ist ähnlich wie bei den normalen Ausfallschritten, nun machst du hier einen großen Schritt zur Seite und beugst dein Knie, bis du einen 90-Grad-Winkel hast. Die Kurzhantel hältst du mit beiden Händen zwischen deinen Beinen.

Hüftstoßen

Ausführung: Lehne dich mit deinem oberen Rücken an die Kante einer Bank. Achte darauf, dass deine Füße unter den Knien sind. Nun drückst du die Hüfte beim Ausatmen nach oben.

Beinpresse (eng)

Ausführung: Stell deine Füße etwas enger und mittig auf die Druckplatte. Nun drückst du dich von der Druckplatte weg und lässt dich langsam wieder ab.

Beinbeuger

Ausführung: Lege dich mit deinem Bauch auf das Polster. Das Fußpolster sollte an deinen unteren Waden liegen. Nun ziehst du das Gewicht nach oben und atmest dabei aus.

Wadenheben an der Maschine im Stehen

Ausführung: Zuerst stellst du dich mit den Füßen auf die Fußplatte und deine Schultern drückst du unter das Polster. Deine Knie sind dabei leicht gebeugt. Und nun führst du ein ganz normales Wadenheben durch.

Kniebeuge mit Kurzhanteln

Ausführung: Du nimmst einen hüftbreiten Stand ein und nimmst die Kurzhanteln jeweils in eine Hand. Jetzt gehst du mit deinem Hintern langsam nach unten und atmest aus. Dabei zeigen deine Füße nach vorne.

Bulgarische Kniebeuge

Ausführung: Bei diesen Kniebeugen befindet sich ein Bein bzw. die Zehen eines Fußes auf einer Bank oder einem Stuhl, während sich der andere Fuß fest auf dem Boden befindet. Die Zehenspitzen zeigen nach vorne. Dann gehst du nach unten und drückst dich wieder in die Ausgangsposition. Die Kurzhanteln hältst du in beiden Händen wie einen Hammer.

Beinpresse (breit)

Ausführung: Stell deine Füße etwa breiter und mittig auf die Druckplatte. Nun drückst du dich von der Druckplatte weg und lässt dich langsam wieder ab.

Kickbacks mit gestrecktem Bein an der Maschine

Ausführung: Hier ist es wichtig, dass dein Bein die ganze Zeit fast komplett gestreckt ist. Drücke nun das Fußpolster nach hinten, bis du einen Reiz im Po spürst.

Hyperextensions auf der Hyperextensionsbank

Ausführung: Stelle dich zunächst auf die dafür vorgesehene Plattform und lehne dich nach vorne. Deine Hüften befinden sich auf der Höhe des Polsters. Dann senkst du deinen ganzen Oberkörper nach unten, bis sich deine Beine und Oberkörper in einem 90-Grad-Winkel befinden. Dabei atmest du aus.

Front Step Ups

Ausführung: Zuerst nimmst du die Kurzhanteln in die Hände. Und anschließend steigst du mit beiden Beinen abwechselnd auf eine Bank. Hier ist es wichtig, dass du die Übung langsam machst und wenn du komplett auf der Bank stehst, kurz stehen bleibst. Dann gehst du wieder runter und wiederholst das Ganze.

Wadenheben

Ausführung: Die Ferse des Standbeins hebst du an. Dabei werden automatisch die Waden nach oben bewegt und du atmest aus.

Sumo-Kniebeuge

Ausführung: Du stellst dich breit hin, ca. 90 cm breit. Jetzt gehst du so tief wie möglich in die Knie und hältst deinen Rücken gerade. Die Stellung dann kurzhalten und wieder nach oben drücken. Die Füße zeigen hier nach außen.

Beinstrecker

Ausführung: Deine Beine befinden sich unter dem Fußpolster. Beim Ausatmen beugst du deine Unterschenkel nach oben.

Adduktion am Gerät

Ausführung: Du setzt dich gerade hin und presst mit der Innenseite deiner Oberschenkel die Polster des Geräts. Nun führst du die Oberschenkel in die Mitte und atmest dabei aus.

Abduktion am Kabelzug

Ausführung: Zuerst befestigst du die Fußschlaufe am abgewandten Bein. Dann ziehst du dieses Bein nach außen und atmest aus. Um das Gleichgewicht zu halten, kannst du dich am Kabelzug festhalten.

Glute Ham Raise

Ausführung: Du stellst deine Füße unter das Fußpolster und deine Knie auf die dafür vorgesehene Polsterung. Beim Ausatmen beugst du deinen Oberkörper nach vorne, bis du eine gerade Linie bildest.

Oberkörper

Kurzhantel-Schrägbankdrücken

Ausführung: Hier ist die Bank in einem 30-Grad-Winkel. Anschließend drückst du die Kurzhanteln nach oben und atmest dabei aus. Achte darauf, dass du einen stabilen Sitz hast und dass du deine Schulterblätter nach hinten ziehst.

Fliegende am Kabelzug (von oben nach unten im Stehen)

Ausführung: Zuerst stellst du dich zwischen die zwei Kabeltürme und greifst die Griffe, die sich oben befinden sollten. Dann gehst du zwei Schritte nach vorne und stellst dann ein Bein nach vorne. Dabei solltest du ein bisschen nach vorne gebeugt sein. Nun spannst du deine Brust an, ziehst die Griffe nach unten und atmest dabei aus.

Langhantel-Shrugs

Ausführung: Stelle dich in einem schulterweiten Stand und rolle deine Schultern leicht nach hinten. Dabei ist dein Rücken gerade. Jetzt hebst du deine Schultern nach oben und atmest aus und beim Senken wieder ein.

Rudern am Gerät

Ausführung: Setz dich hin, drücke die Brust gegen das Brustpolster und achte auf einen geraden Rücken. Nun ziehst du die beiden Griffe nach hinten und atmest aus. In deinem Latissimus solltest du ein leichtes Ziehen spüren.

Trizeps-Kickbacks

Ausführung: Nehmen wir mal an, du machst die Übung mit der linken Hand. Zuerst stellst du dich links von der Bank. Dann legst du dein rechtes Schienbein und deine rechte Hand auf der Bank ab. Am Ende solltest du etwas gebeugt sein. Anschließend beugst du deinen linken Unterarm nach oben bis dein Arm durchgestreckt ist.

Kurzhantelcurls auf der Schrägbank

Ausführung: Setz dich auf eine Schrägbank, die sich im 60-Grad-Winkel befindet. Die Ellbogen rollst du nach hinten und lässt deine Arme hängen. Beim Ausatmen ziehst du die Kurzhanteln zu deinem Oberarm.

Langhantelcurls

Ausführung: Stelle dich gerade in einen hüftbreiten Stand hin. Rolle dann deine Schultern ein bisschen nach hinten. Anschließend beugst du deine Arme nach oben und atmest dabei aus.

Unterkörper

Russische Drehung

Ausführung: Hier kannst du entweder eine Kurzhantel oder eine Gewichtsscheibe verwenden. Setz dich zuerst hin und lehne dich leicht nach hinten. Deine Beine sollen sich die ganze Zeit in der Luft befinden. Anschließend drehst du abwechselnd deinen Körper zu einer Seite.

Seitliches Oberkörperbeugen

Ausführung: Du stellst dich aufrecht hin und hältst eine Kurzhantel in einer Hand. Anschließend beugst du dich seitlich zu der Seite, auf der sich die Kurzhantel befindet, und atmest dabei aus.

Bauchpresse am Kabelzug

Ausführung: Hier stellst du dich gerade hin und greifst du das Seil des Kabelzugs. Nun ziehst du das Gewicht nach unten und beugst deinen ganzen Oberkörper nach unten. Der Griff befindet sich hinter deinem Kopf.

Knieheben an der Maschine

Ausführung: Du legst deine Unterarme auf die Polster der Dipstange. Anschließend hebst du deine Knie und atmest aus.

Squats

Ausführung: Etwa mehr als Schulterbreite hinstellen. Wenn du nach unten gehst, sollten deine Kniescheibe nach vorne zeigen und deine Knie sollten direkt über deinen Füßen stehen. Die Füße zeigen leicht nach außen. Die Langhantel hältst du hinten auf deinen Schultern.

Hüftstoßen

Ausführung: Lehne dich mit deinem oberen Rücken an die Kante einer Bank. Achte darauf, dass deine Füße unter den Knien sind. Nun drückst du die Hüfte beim Ausatmen nach oben.

Wadenheben

Ausführung: Die Ferse des Standbeins hebst du an. Dabei werden automatisch die Waden nach oben bewegt und du atmest aus.

Richtige Ausführungen zu Hause

Arme und Schulter

Seitenheben im Stehen

Ausführung: Stelle dich in einen schulterweiten Stand. Wie immer ist der Rücken dabei gerade. Jetzt hebst du deine Arme seitlich nach oben, bis du eine gerade Linie bildest, und atmest dabei aus. Deine Arme müssen hier nicht komplett gestreckt sein. Dann senkst du deine Arme wieder und wiederholst das Ganze.

Kurzhanteln hochziehen

Ausführung: Diese Übung ist ähnlich wie Seitenheben, nur dass du deine Hanteln waagrecht nach oben ziehst. Das heißt, du stellst dich in einen schulterweiten Stand. Am Anfang sind deine Arme komplett nach unten durchgestreckt. Jetzt ziehst du sie waagerecht nach oben und atmest aus. Anschließend führst du die Arme wieder nach unten und wiederholst das Ganze.

Kurzhantel-Shrugs

Ausführung: Stelle dich in einen schulterweiten Stand und rolle deine Schultern leicht nach hinten. Dabei ist dein Rücken gerade. Jetzt hebst du deine Schultern nach oben und atmest aus und beim Senken wieder ein. Die Kurzhanteln hältst du jeweils in einer Hand wie einen Hammer.

Trizeps-Dips auf einer Hantelbank

Ausführung: Mit deinen Händen greifst du die Kante der Bank. Deine Fersen liegen ab und deine Beine sind komplett durchgestreckt. Dann beugst du langsam die Arme, bis das Gesäß fast den Boden berührt. Anschließend drückst du dich nach oben und atmest aus.

Rückwärtscurls mit der Langhantel

Ausführung: Deine Brust soll nach vorne ausgestreckt sein, deine Schultern rollst du wieder nach hinten und dein Rücken ist gerade. Jetzt beugst du deine Arme nach oben und atmest aus. Die Übung kannst du auch mit Kurzhanteln durchführen.

Konzentrationscurls

Ausführung: Du setzt dich auf die Bank. Dann beugst du dich leicht nach vorne. Nun beugst du deinen Arm nach oben und atmest dabei aus. Dabei soll dein Ellbogen an deiner Oberschenkelrolle bleiben. Das Ganze wiederholst du dann auf der anderen Seite.

Hammercurls

Ausführung: Die Übung ist ähnlich wie Kurzhantelcurls, nun greifst du hier die Hanteln wie einen Hammer. Wenn du deine Unterarme nach oben beugst, atmest du aus.

Seitheben (sitzend)

Ausführung: Setze dich auf eine Bank. Die Kurzhanteln hältst du wie einen Hammer und lässt deine Hände nach unten hängen. Beim Ausatmen hebst du deine Arme seitlich nach oben, bis sie sich in gleicher Höhe befinden.

Frontheben mit einer Kurzhantel

Ausführung: Zuerst greifst du die Kurzhantel von beiden Seiten. Du stellst dich gerade hin und hebst anschließend die Kurzhantel nach vorne. Dabei atmest du aus.

Militärpresse mit Kurzhanteln

Ausführung: Du stellst dich gerade hin, nimmst die Kurzhanteln und hältst sie neben deinem Kopf. Deine Ellbogen befinden sich in einem 90-Grad-Winkel seitlich von deinem Körper. Beim Ausatmen drückst du die Kurzhanteln nach oben.

Trizeps Kickbacks

Ausführung: Nehmen wir mal an, du machst die Übung mit der linken Hand. Zuerst stellst du dich links von der Bank. Dann legst du dein rechtes Schienbein und deine rechte Hand auf der Bank ab. Am Ende solltest du etwa gebeugt sein. Anschließend beugst du deinen linken Unterarm nach oben, bis dein Arm durchgestreckt ist.

Kurzhantelcurls

Ausführung: hüftbreiter Stand und der Rücken ist gerade. Deine Schultern rollst du ein bisschen nach hinten. Deine Ellbogen sollten sich seitlich vom Körper befinden. Nun beugst du deine Unterarme nach oben und atmest dabei aus.

Rücken und Brust

Diamond Push Ups

Ausführung: Die Stellung ist gleich wie bei einem normalen Liegestütz, nur dass deine Hände einen Diamanten bilden. Das heißt, Daumen an Daumen und Zeigefinger an Zeigefinger. Dann senkst du deinen Oberkörper so weit, wie es geht nach unten. Anschließend drückst du dich nach oben und atmest ein.

Bankdrücken mit Kurzhanteln

Ausführung: Lege dich auf eine Hantelbank. Dabei befinden sich deine Beine im 90-Grad-Winkel. Der Kopf liegt flach auf der Hantelbank. Auch hier ziehst die Schulterblätter ein bisschen nach hinten. Und nun drückst du die Kurzhanteln nach oben und atmest dabei aus.

Fliegende mit Kurzhanteln

Ausführung: Die Stellung ist genauso wie beim Bankdrücken. Lege dich gerade auf die Bank und nimm mit den Füßen einen stabilen Stand auf dem Boden ein (90 Grad). Am Anfang senkst du die Kurzhanteln seitlich hinab. Dann drückst du sie wieder nach oben, bis sie sich über deiner Brust treffen.

Kurzhantel-Überzüge

Ausführung: Du liegst mit deinem oberen Rücken auf einer Hantelbank und deine Arme befinden sich über der Brust.

Dann senkst du die Kurzhantel über den Kopf in Richtung Boden ab und atmest dabei ein.

Liegestütze (Weitarm)

Ausführung: Der Winkel der Oberarme sollte unter 45 Grad liegen und die Arme etwas breiter auseinander. Dein Körper soll gestreckt sein. Als Hilfe kannst du deine Knie auf dem Boden ablegen. So tust du es dir einfacher. Anschließend gehst du nach unten und atmest dabei ein. Beim Hochdrücken wieder aus.

Liegestütze

Ausführung: Dein Körper ist gerade und gestreckt. Deine Oberarme befinden sich in einem 45-Grad-Winkel. Achte darauf, dass sich deine Ellbogen nicht nach außen bewegen, wenn du deine Arme beugst. Als Hilfe kannst du deine Knie auf dem Boden ablegen. So ist es einfacher.

Kurzhantel-Rudern (beidarmig)

Ausführung: Stelle dich in einen schulterweiten Stand. Beuge deine Knie und dich ein bisschen nach vorne, sodass du einen 100-Grad-Winkel bildest. Dann ziehst du die Hantel aus dem Latissimus nach oben. Währenddessen bleibt der Rücken gerade.

Beckenheben

Ausführung: Dein ganzer Körper liegt flach auf dem Boden. Stelle dann deine Füße hüftbreit auf und hebe dein Becken.

Beim Heben soll dein Rücken möglichst gerade sein und deine Beine sollen einen 90-Grad-Winkel bilden. Die Arme befinden sich ausgestreckt neben deinem Körper flach auf dem Boden.

Kurzhantel-Rudern (einarmig)

Ausführung: Du machst die Übung zuerst mit der linken Hand. Du legst dein rechtes Schienbein und die rechte Hand auf eine Hantelbank ab. Dein linker Arm hängt seitlich von deinem Körper. Mit deinem linken Latissimus ziehst du die Kurzhantel nach oben. Dabei führst du deinen Ellbogen eng an deinem Körper nach oben und atmest aus.

Langhantel Rudern mit Unterarmgriff

Ausführung: Die Stange greifst du von unten und beugst dich ein bisschen nach vorne. Anschließend ziehst du die Langhantel in Richtung deiner Brust und atmest aus. Deine Knie sind leicht gebeugt.

Rückenzüge in der Bauchlage

Ausführung: Du legst dich auf deinen Bauch und streckst deine Arme nach vorne. Nun hebst du deinen Kopf und die obere Brust ein bisschen nach oben und ziehst deine Arme nach hinten. Dabei atmest du aus. Deine Beine befinden sich die ganze Zeit in der Luft.

Superman-Schwimmer

Ausführung: Bei dieser Übung legst du dich wieder auf deinen Bauch und streckst deine Arme aus. Nun hebst du deinen Arm und paralleles Bein nach oben. Während der ganzen Übung ist dein Körper durchgestreckt.

Negative Liegestütze

Ausführung: Bei diesen Liegestützen befinden sich deine Zehenspitzen auf einer Flachbank oder auf einem höheren Objekt. Sonst führst du ganz normale Liegestütze durch.

Liegestütze mit einer leichten Erhöhung

Ausführung: Hier befinden sich deine Arme auf einem ein bisschen höheren Objekt. Anschließend führst du ganz normale Liegestütze durch.

Langhantel-Rudern

Ausführung: Stelle dich in einen schulterweiten Stand. Beuge deine Knie und dich ein bisschen nach vorne, sodass du einen 100°C Winkel bildest. Dann ziehst du die Hantel nach oben. Währenddessen bleibt der Rücken gerade.

Beine

Squats

Ausführung: Etwa mehr als Schulterbreite hinstellen. Wenn du nach unten gehst, sollten deine Kniescheiben nach vorne zeigen und deine Knie sollten direkt über deinen Füßen stehen. Die Füße zeigen leicht nach außen. Die Langhantel hältst du hinten auf deinen Schultern.

Bulgarische Kniebeuge mit Kurzhanteln

Ausführung: Bei diesen Kniebeugen befindet sich ein Bein bzw. die Zehen eines Fußes auf einer Bank oder einem Stuhl, während sich der andere Fuß fest auf dem Boden befindet. Die Zehenspitzen zeigen nach vorne. Dann gehst du nach unten und drückst dich wieder in die Ausgangsposition. Die Kurzhanteln hältst du in beiden Händen wie einen Hammer.

Sumo-Kniebeuge

Ausführung: Du stellst dich breit hin, ca. 90 cm breit. Jetzt gehst du so tief wie möglich in die Knie und hältst deinen Rücken gerade. Die Stellung dann kurzhalten und wieder nach oben drücken. Die Füße zeigen hier nach außen.

Kreuzheben

Ausführung: Du stellst dich gerade hin und hältst eine Kurzhantel in jeweiliger Hand, das ist deine Ausgangsposition. Dann beugst du dich nach unten, bis du mit deinem Körper einen 90-Grad-Winkel bildest. Deine Beine sind ganz leicht gebeugt und dein Rücken ist während der ganzen Übung gerade.

Ausfallschritte mit Kurzhanteln

Ausführung: Du stellst dich normal hin. Anstatt nach vorne machst du einen Schritt nach hinten. Der Schritt muss so groß sein, dass dein vorderes Bein einen 90-Grad-Winkel bildet. Die Kurzhanteln hältst du jeweils wie einen Hammer in beiden Händen.

Seitliche Ausfallschritte mit einer Kurzhantel

Ausführung: Die Ausführung ist ähnlich wie bei den normalen Ausfallschritten, nun machst du hier einen großen Schritt zur Seite und beugst dein Knie, bis du einen 90-Grad-Winkel hast. Die Kurzhantel hältst du mit beiden Händen zwischen deinen Beinen.

Wadenheben

Ausführung: Die Ferse des Standbeins hebst du an. Dabei werden automatisch die Waden nach oben bewegt und du atmest aus.

Kniebeuge mit Kurzhanteln

Ausführung: Du nimmst einen hüftbreiten Stand ein und nimmst die Kurzhanteln jeweils in eine Hand. Jetzt gehst du mit deinem Po langsam nach unten und atmest aus. Dabei zeigen deine Füße nach vorne.

Split-Squats mit Kurzhanteln

Ausführung: Die Ausgangsposition ist ähnlich wie bei den Ausfallschritten. Du streckst dein Bein nach hinten aus und setzt die Zehen auf. Anschließend beugst du dein vorderes Standbein über das Kniegelenk. Beim Ausführen dürfen deine Knie den Boden nicht berühren. Die Kurzhanteln befinden sich in beiden Händen.

Beinschere

Ausführung: Wenn du dich auf den Boden setzt, lehnst du dich ein bisschen nach hinten und streckst deine Beine vorne in die Luft. Dabei kreuzt du das eine Bein über das andere. Anschließend führst du die typische Scherenbewegung mit deinen Beinen durch, sodass sich immer ein Bein über das andere befindet.

Einbeiniges Kreuzheben

Ausführung: Du beugst deinen ganzen Oberkörper nach vorne und bewegst ein Bein mit nach oben bis es sich im 180-Grad-Winkel befindet. Dabei muss der Rücken die ganze Zeit gerade sein und das Standbein leicht gebeugt.

Bergsteiger

Ausführung: Begib dich in die klassische Liegestützstellung. Nun ziehst du deine Knie in einer sprunghaften Bewegung abwechselnd in Richtung deiner Brust.

Kniebeuge mit Sprung

Ausführung: Die Variante ist etwas anstrengender als normale Kniebeuge. Beim Ausführen schiebst du die Hüfte nach hinten. Währenddessen hast du die ganze Zeit die Kurzhanteln in deinen Händen. Wenn du wieder nach oben gehst, springst du ab.

Front Step-ups

Ausführung: Zuerst nimmst du die Kurzhanteln in die Hände. Und anschließend steigst du mit beiden Beinen abwechselnd auf eine Bank. Hier ist es wichtig, dass du die Übung langsam machst und, wenn du komplett auf der Bank stehst, kurz stehen bleibst. Dann gehst du wieder runter und wiederholst das Ganze.

Beinbeuger mit einer Kurzhantel

Ausführung: Du legst deinen ganzen Oberkörper und deine Oberschenkel auf eine Hantelbank ab. Dann umschließt du die Kurzhantel mit Innenseiten deiner Füße. Anschließend beugst du deine Unterschenkel nach oben und atmest dabei aus.

Hüftstoßen

Ausführung: Lehne dich mit deinem oberen Rücken an die Kante einer Bank. Achte darauf, dass deine Füße unter den Knien sind. Nun drückst du die Hüfte beim Ausatmen nach oben.

Wandsitzen

Ausführung: Zuerst lehnst du dich mit deinem Rücken an die Wand und gehst in die Knie. Deine Knie sollen einen 90-Grad-Winkel bilden. Deine Arme lässt du neben deinem Körper nach unten hängen.

Wadenheben (einbeinig)

Ausführung: Die Ausführung ist wie immer gleich, nur diesmal einbeinig.

Oberkörper

Liegestütze mit leichter Erhöhung

Ausführung: Hier befinden sich deine Arme auf einem ein bisschen höheren Objekt. Anschließend führst du ganz normale Liegestütze durch.

Negative Liegestütze

Ausführung: Bei diesen Liegestützen befinden sich deine Zehenspitzen auf einer Flachbank oder auf einem höheren Objekt. Sonst führst du ganz normale Liegestütze durch.

Kurzhantel hochziehen

Ausführung: Diese Übung ist ähnlich wie Seitenheben, nur dass du deine Hanteln waagerecht nach oben ziehst. Das heißt, du stellst dich in einen schulterweiten Stand. Am Anfang sind deine Arme vor dem Körper komplett nach unten durchgestreckt. Jetzt ziehst du sie waagerecht nach oben und atmest aus. Anschließend führst du die Arme wieder nach unten und wiederholst das Ganze.

Kurzhantel-Shrugs

Ausführung: Stelle dich in einen schulterweiten Stand und rolle deine Schultern leicht nach hinten. Dabei ist dein Rücken gerade. Jetzt hebst du deine Schultern nach oben und atmest aus und beim Senken wieder ein. Die Kurzhanteln hältst du jeweils in einer Hand wie einen Hammer.

Klassisches Rudern (einarmig)

Ausführung: Du machst die Übung zuerst mit der linken Hand. Du legst dein rechtes Schienbein und die rechte Hand auf eine Hantelbank ab. Dein linker Arm hängt seitlich von deinem Körper. Mit deinem linken Latissimus ziehst du die Kurzhantel nach oben. Dabei führst du deinen Ellbogen eng an deinem Körper nach oben und atmest aus.

Trizepsdrücken mit einer Kurzhantel

Ausführung: Zuerst stellst du dich gerade hin. Dann nimmst du eine Kurzhantel mit beiden Händen und hältst sie über deinem Kopf. Dabei sind deine Arme fast durchgestreckt. Beim Einatmen lässt du die Unterarme hinter deinem Kopf nach hinten sinken.

Konzentrationscurls

Ausführung: Du setzt dich auf die Bank. Dann beugst du dich leicht nach vorne. Nun beugst du deinen Arm nach oben und atmest dabei aus. Dabei soll dein Ellbogen an deiner Oberschenkelrolle bleiben. Das Ganze wiederholst du dann auf der anderen Seite.

Unterkörper

Russische Drehung

Ausführung: Hier kannst du entweder eine Kurzhantel oder eine Gewichtsscheibe verwenden. Setze dich zuerst hin und lehne dich leicht nach hinten. Deine Beine sollen sich die ganze Zeit in der Luft befinden. Anschließend drehst du abwechselnd deinen Körper zu einer Seite.

Bauchpresse

Ausführung: Du legst dich flach auf den Boden. Jetzt ziehst du deine Füße zu deinem Po, bis du einen 80-Grad-Winkel bildest. Anschließend hebst du deinen Oberkörper minimal vom Boden ab und ziehst den Rumpf in Richtung deiner Beine.

Plank (seitlich)

Ausführung: Nehmen wir mal an, du fängst mit der linken Seite an. Stütze dich auf den linken Unterarm und setzte dein rechtes Bein auf das linke. Hebe anschließend deine Hüfte und halte diese Position. Achte darauf, dass dein Körper die ganze Zeit gerade ist und unter Spannung steht.

Plank (normal)

Ausführung: Lege dich hin und stütze dich auf deinem Unterarm ab. Die Unterarme befinden sich parallel zum Körper und die Ellbogen unter den Schultern. Dein Körper ist während der ganzen Übung gerade und durchgestreckt.

Front Step-ups

Ausführung: Zuerst nimmst du die Kurzhanteln in die Hände. Und anschließend steigst du mit beiden Beinen abwechselnd auf eine Bank. Hier ist es wichtig, dass du die Übung langsam machst und wenn du komplett auf der Bank stehst, kurz stehen bleibst. Dann gehst du wieder runter und wiederholst das Ganze.

Beckenheben

Ausführung: Dein ganzer Körper liegt flach auf dem Boden. Stelle dann deine Füße hüftbreit auf und hebe dein Becken. Beim Heben soll dein Rücken möglichst gerade sein und deine Beine sollen einen 90-Grad-Winkel bilden. Die Arme befinden sich ausgestreckt neben deinem Körper flach auf dem Boden.

Wadenheben

Ausführung: Die Ferse des Standbeins hebst du an. Dabei werden automatisch die Waden nach oben bewegt und du atmest aus.

Umsetzung

Wenn man etwas umsetzen bzw. mit etwas anfangen soll, haben einige Leute viele Probleme dabei. Sie wissen nicht, wie und wann sie anfangen sollen. Und aus diesem Grund gebe ich dir einige Tipps, die dir bei der Umsetzung helfen sollen.

- Das Allerwichtigste bei der Umsetzung ist das Zeitmanagement. Ohne ein Zeitmanagement kannst du mit nichts anfangen. Versuche, dir immer am Abend eine To-Do-Liste für den morgigen Tag zu machen. Unsere Trainingspläne sind so aufgebaut, dass wir nicht länger als 1 Std. 30 min. Sport machen, da viele noch in die Schule gehen und einige schon arbeiten.
- An der zweiten Stelle sind Geduld und Motivation. Du musst dir Ziele setzen (in diesem Fall abnehmen bzw. zunehmen) und sagen, ich schaffe das und ich ziehe es durch. Die Ergebnisse werden nicht nach zwei Wochen da sein. Es wird ein bisschen dauern, aber du darfst die Geduld nicht verlieren. Falls du etwas erreichen willst, musst du dafür auch Geduld haben, egal, in welchem Bereich, ob das Schule, Sport oder sonst noch etwas ist.
- Auch eine der wichtigsten Sachen, meiner Meinung nach, sind Freunde. Es müssen nicht viele sein, es reichen auch einer oder zwei, mit denen du zusammen trainieren und ins Gym gehen kannst. Das Ganze macht dann mehr Spaß und ihr könnt euch gegenseitig motivieren.
- Fange so früh wie möglich an. Viele Leute suchen immer Ausreden oder verschieben es auf den nächsten Tag und am nächsten Tag verschieben sie es auf übernächsten Tag und das ist einer der häufigsten Gründe, warum

manche Leute nie etwas schaffen oder gar nicht anfangen.

- Suche dir eine gute App zum Kalorienzählen aus und lade sie dir runter. Es ist enorm wichtig, dass du deine Kalorien zählst, denn viele denken, dass sie auch so ihre Kalorien zählen oder irgendwie schätzen können, doch am Ende täuschen sie sich nur und machen keine Fortschritte

Jetzt hast du alles, was du brauchst, Motivation, eine komplette Ernährungserklärung und sechs verschiede Trainingspläne, also fang an und hol dir deine Topform!

Du hast deine Diätphase hinter dir. Du hast das Trainingsprogramm durchgezogen und nun bist du bereit für einen sauberen Muskelaufbau.

Für einen sauberen Muskelaufbau brauchst du einen geringen Kalorienüberschuss. Ein Kalorienüberschuss ist genau das Gegenteil vom Kaloriendefizit. Bei einem Kalorienüberschuss nimmst du mehr Kalorien zu dir, als du verbrauchst. Wichtig ist es, dass er gering bleibt und du nicht wieder krass zunimmst. Ein Kalorienüberschuss von 200 kcal wäre perfekt. In unserem Programm „Leaner Muscle“ findest du alle Erklärungen und Trainingspläne zu einer sauberen Massephase.

Bist du mit deiner Figur zufrieden?

Falls du immer noch nicht zufrieden bist oder denkst, dass du noch ein bisschen abnehmen musst, kannst du nach diesem Programm noch einmal trainieren und dann mit dem Muskelaufbau anfangen, denn es wäre komplett sinnlos, wenn du jetzt mit einer Massephase anfangen würdest, aber dein Körperfettanteil immer noch relativ groß ist, denn dann setzt dir wieder zu viel Fett auf und hast diese drei Monate umsonst trainiert.

Quellen

Kaloriendefizit:
https://vitamoment.de/blogs/magazin/kaloriendefizit

Alle Nährwerte einfach erklärt:
Kalorien und Kilojoule: https://www.online-trainer-lizenz.de/blog/kalorien-und makros-berechnen/

Fett: https://www.wolfs-apotheke.de/gesundheitsbibliothek/index/fettsaeuren/

Kohlenhydrate: https://www.apotheken-umschau.de/gesund-bleiben/ernaehrung/was-sind-eigentlich-kohlenhydrate-711747.html

Ballaststoffe: https://www.ndr.de/ratgeber/gesundheit/Ballaststoffe-sind-gesund-und-foerdern-Verdauung,ballaststoffe101.html

Zucker: https://gesund.bund.de/zucker

Eiweiß: https://www.ndr.de/ratgeber/gesundheit/Wie-viel-Eiweiss-ist-gesund,eiweiss102.html

Makro -und Mikronährstoffe: https://praxistipps.focus.de/makro-und-mikronaehrstoffe-das-sollten-sie-wissen_130821

Ausgewogene Ernährung ist wichtig:
Jeden Tag genügend Obst und Gemüse zu sich:
https://www.dge.de/ernaehrungspraxis/vollwertige-ernaehrung/5-am-tag/

Abwechslungsreich: https://www.richtigessenvonanfangan.at/eltern/richtig-essen/kleinkinder/ernaehrung-ausgewogen und-abwechslungsreich/

Vitamine: https://www.kry.de/magazin/wie-sinnvoll-sind-vitamintabletten/

Iss dich satt und hungere nicht:
https://www.holmesplace.de/blog-artikel/gesunde-sattmacher-mit-wenigen-kalorien

Vollkorn anstatt Weißmehl:
https://www.fitforfun.de/wissen/warum-ist-vollkorn-gesuender-als-weissmehl-248426.html

Light Produkte:
https://www.aok.de/pk/magazin/ernaehrung/gesunde-ernaehrung/light-produkte-sind-sie-gesund/

Supplemente:
Kreatin: https://www.foodspring.de/magazine/creatine-muskelaufbau
Proteinpulver: http://www.fitness-checker.de/ernaehrung/eiweisspulver-dosieren.php
Magnesium, Beta – Alanin, Zink, L-Arginin, Glutamin, EAAs: https://www.sportnahrung-engel.de/sportnahrung-tipps/die-10-goldenen-supplemente

Meine Facebookgruppe: Fitnessratgeber_fg